Dr.吉川&Dr.島田の

ぼちぼち健康術

生活習慣病のためのリスクマネジメント

大阪掖済会病院
吉川 純一
島田 健永

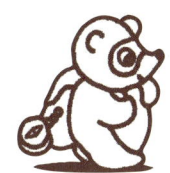

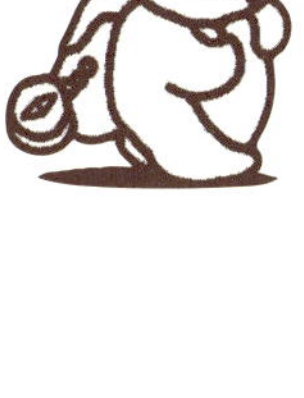

インターメディカル

はじめに——ゆっくりぼちぼち、いきまひょか

今日、日本は世界に冠たる長寿国となりました。まことに素晴らしいことです。医療技術、栄養状態ともに向上し、かつての日本で国民の体位向上を目指して動物性たんぱく質の摂取が奨励されたなどとは信じられないほど、現代日本には西欧の食習慣やライフスタイルが浸透しました。

しかしながら、「過ぎたるは及ばざるがごとし」で、栄養過多と便利快適な生活が深刻な運動不足を引き起こし、高血圧、心臓病、糖尿病など生活習慣病の発症率が高まっています。しかもその最たる原因が、なんと「肥満」だというのですから、何やら不思議です。

このままでは、せっかくの長寿国家の存続も危いというので、昨今はカロリーの過剰摂取を防ぎ、適切にカロリーを消費するような栄養指導が行われています。折りから生活習慣病予備軍である「メタボリックシンドローム」の増加も、声高に指摘されるようになりました。

不安をあおられても、自分の生活は一朝一夕には変わりません。健康人が病気になる時の具体的な要因とはいったい何でしょう。本書はまずそこから話を始めてみました。

特殊な難病は別として、生活習慣病の原因は、はっきりしています。本書では、生活習慣病を、それらの病気へのかかりやすさや誘因である「リスクファクター（危険因子）」に主眼を置いて解

説しました。自分のライフスタイルの中にあるリスクファクターに気づき、それを取り除く工夫をすれば、それがすなわち病気の予防や治療につながるからです。

メタボリックシンドロームを招く生活とは何か、どう克服すべきか、具体的に示しつつ、よく知られている病気の症状や診断のつけ方、注意事項などをイラストを駆使して説明しました。とはいえ本書は、あくまで楽しみながら「正しい医学知識」を身につけていただくための本です。

「まずまず調子がいい」を表す「ぼちぼち」という言葉通り、人間、そうそう完璧を目指してもいられません。病気になることも長生きのひとつの「付録」みたいなもので、ひとつやふたつ持病があっても、そこそこ健康に暮らすことは、方法さえ知れば、いくらでもできると思います。

そのためにも、これから病気は医者まかせではなく、自分が病気の第一発見者でありたいものです。また、病気と言われても、一番目の主治医は自分であると思ってほしいものです。

無理せず焦らずゆっくりと、自分のからだと相談しながらぼちぼち暮らしていけさえすれば、世の中、まだまだ捨てたものではありません。そんな気持ちで、この本を書き綴りました。みなさんの健康維持・増進の一助になれば大変嬉しく思います。

平成十八年八月

吉川　純一

目次

第3章　もしも病気といわれても

イラスト・安富佐織

第1章

病気になる人、ならぬ人

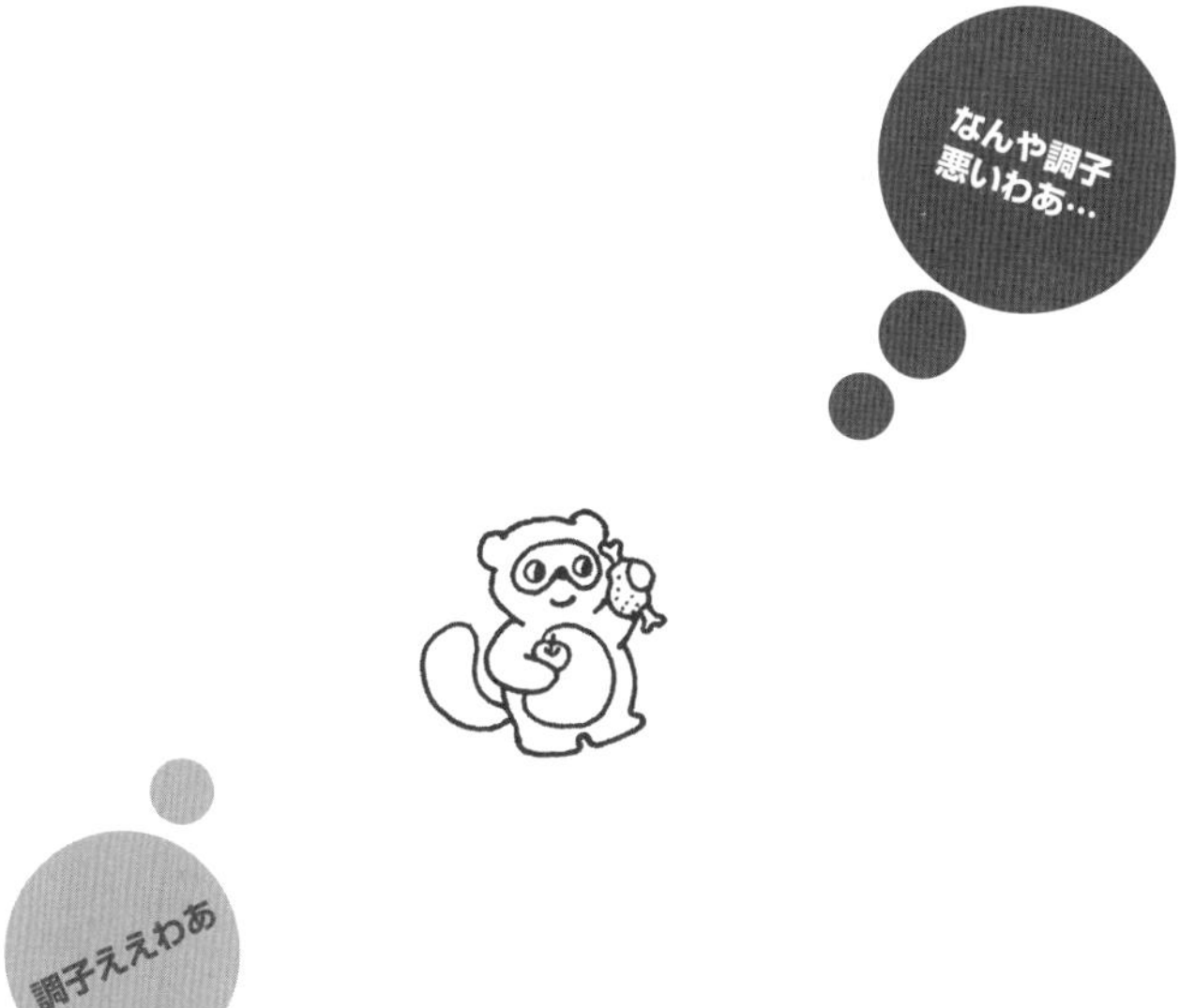

1. リスクファクターという考え方――「危険」を知って健康を守る

健康は日本国民共通の関心事

女性誌を中心によく目にするテーマに、「解毒」すなわち「デトックスDETOX」があります。からだの中の毒素を排出する方法が満載されています。なるほど体内の悪いものを出せばスッキリして、減量や美肌などの美容効果のほか、肩こりや頭痛が改善するなどの健康上の悩みも改善できるとして一挙両得、いかにも合理的です。

中には断食をすすめたりして、医者の立場からすると危険なものもありますが、われわれ男性は、女性たちの飽くなき美の追究へのエネルギーに感心するばかりです。

また、「ロハスLOHAS」という言葉も近頃目につくようになりました。Life-styles of Health and Sustainabilityの省略形であるこの言葉の意味は、「健康と環境の持続を志向するライフスタイル」で、エコロジー、オーガニック、スローライフなどというキーワードからもわかるように、人工的なものになるべく頼らない食生活や健康法、ファッションまでを含めた生活への姿勢だそうです。ハリウッドセレブなどの影響もあって、おしゃれ感と実質的効果の両方を満足させるとして、女性の心をくすぐるのもうなずけます。

サラリーマンが読む夕刊紙の健康関連情報では、肥満、動脈硬化、糖尿病、発毛、眼精疲労、うつ病、さらには肝臓に効く食べ物などなどが常連です。女性誌のおしゃれ感とはほど遠い切実感で、むしろ老化との関連が深いと思わせる内容ですが、朝夕の通勤電車では、皆さん、けっこう真剣に目を通しておられるようです。

テレビの情報番組で「花粉症にヨーグルトがいい」と聞けば近所のスーパーのヨーグルトは即座に売り切れ、努力なく痩せるために「酢が効く」、「いや、にがりだ」、「辛いもので汗をかくといい」など、誰もが何らかの健康に関する知識をもっています。

このほか、黒豆のポリフェノール、ゴマのセサミン、青魚のEPAなども、子供でもひとつくらい知っているほど生活の中でしばしば耳にします。

いずれにしても日本人は、年代を問わず、けっこう積極的に健康情報を取り入れ、より元気に楽しく暮らしていきたい

と望むことでは共通していると思われます。

ここで問題になるのは、これら健康情報の正しさです。確かに、食品栄養学的には正しいものがほとんどなのですが、果たして人に実際に効くのかという証明がありません。人を対象にした医学の観点からはいろいろ問題が残っています。

例えば、ゴマのセサミンが抗酸化作用を有するということまでは事実なのでしょうが、人に本当に効くのかといった点のデータがまったくありません。試験管の中での事実から人にも効くであろうと推量しているだけなのです。今後、実際の医薬品と同じような厳しい臨床試験を行う必要があります。

病気とは何だろう?

では、健康ではない、いわゆる不健康とはどういう状態をいうのでしょうか。

人によって多様な定義があるでしょうが、夜更かし、不規則な生活リズム、大量の飲酒などの不摂生、喫煙、運動不足、食生活の偏りなどが思い浮かびます。すぐに体調を崩しやすい、胃腸が弱い、眠れない、ひきこもりがちで人とコミュニケーションできないなどが含まれることもあるでしょう。また、病気だと診断されていても、心が健康であれば、自分は不健康ではないという意見も当然あります。

そう考えると、「病気」とは、健康と相反するのではなく、ある原因により生じた心身の変調であるという言い方ができます。例えば風邪の原因がウイルスであったり、食中毒の原因はO《オー》157などの菌であることは、よく知られています。すべての病気の原因が解明されているわけではありませんが、多くの病気には原因があり、それぞれに発症のメカニズムがあるのです。

しかしながら病気というと、どうしてもマイナスのイメージがつきまとうために、そんなに淡々ととらえることはむずかしいこともあります。つらい経験となることもありますし、病気のために、これまでとは生活状況が大きく変わる人もあります。またひとつの病気を経験して、自分のからだや心の癖に気づき、かえって前よりたくましくなっていかれる患者さんもいます。

われわれ医者は、ただ病気を心配しすぎて本来その病気がもたらす影響以外のダメージを受けずにすむよう、病気に対する知識、とりわけその原因に目を向けていただきたいのです。

そこで登場するのが「リスクファクター」、日本語で「危険因子」と訳される概念です。ごく大雑把にいえば、「その病気になる確率を高める原因」といったようなことでしょうか。とくに、生活習慣病においては、みなさんのライフスタイルそのものがリスクファクターであることも多いため、これを意識して生活を送ることはそのまま病気の回避につながります。知っておかれると大変役に立つ概念です。

ある患者さんに少しこんなことを話しかけたら、ぽんと膝を打ち、こんなふうに言ってくれました。

「ほんなら先生、ある病気のかかりやすさ。これがつまり、そのリスクファクターなんやろか?」

「ま、そやな」

「そのかかりやすさがあるところへ、その病気の誘因がやってくる、と」

「そうです。それもまたリスクファクター

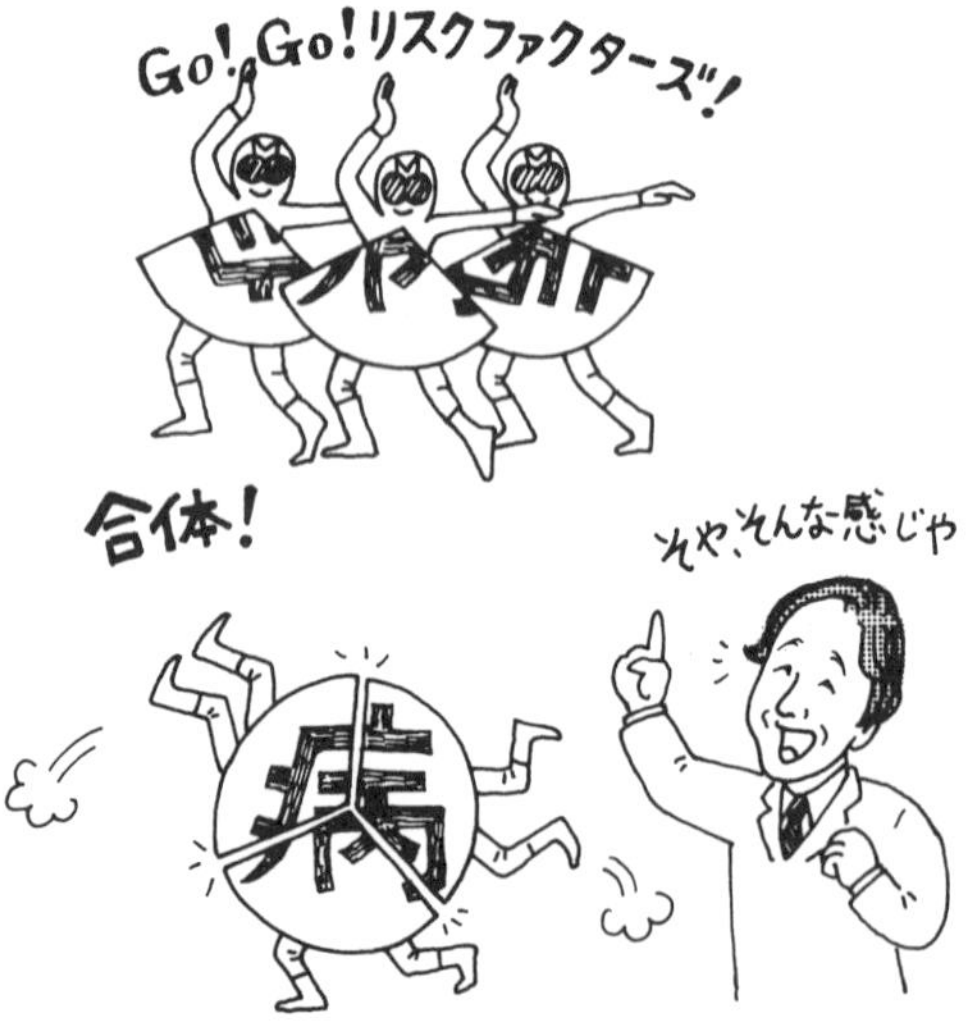

や。せやけど、それは何も外からやってくるとばかりは限らへんのや。リスクファクターとなるような習慣があっても、また困るんやで」

「ということは、そんなもんが運悪く意気投合して合体した時、病気になるって考えたらええんか？」

「そや。そんな感じや」

というわけで、このあたりから病気の話を進めてみることにしましょう。

病気が病気をつれてくる

よく「うちの家系は太りやすい」「親父が糖尿病だったから自分も心配だ」などということがあります。遺伝あるいは生活環境などによって、家族の中で同じ病気の発症を繰り返すことがあります。すべての病気に遺伝子が何らかの形で関与しているという考え方もあります。

この場合、遺伝的素因が病気のリスクファクターであると言えます。ただし、家系がそうだからといって、必ずしもすべての家族が同じ病気になるとも限りません。

また、煙草を吸うと肺がんの発症率が高まることから、煙草は肺がんのリスクファクターといえるのですが、すべての愛煙家が１００％肺がんになるわけではなく、リスクファクターがあっても、病気になる人はなるし、ならない人はならないという、不思議な現実があります。

しかし、多くの生活習慣病の患者さんを調べると、やはりそこにはライフスタイルにかかわる何らかのリスクファクターがあり、発症を後押ししていることが統計的に明らかです。

人間のからだは、機械とちがってひとつの生命体ですから、どこかひとつ悪いところが見つかって詳しく調べると、往々にして、あちこちに影響がみられます。

これは、血管や神経が全身にネットワークを巡らせて、一瞬のうちに情報を送っていることを考えても、おわかりになるでしょう。

例えば高血圧というひとつの病気は、心臓病だけに限らず、脳卒中や動脈硬化にもつながる危険があり、場合によっては、いっぺんにいくつもの病気をもつ「合併症」になることもあります。まさに、病気が病気をつれてくるのです。

病気が病気をつれてくるものの代表に、糖尿病があります。

糖尿病は血糖値が高くなる病気ですが、のどのかわきやだるさなどの症状だけでなく、細い血管に障害が出ると、目の網膜症、腎症、神経障害などの合併症が出てきます。

さらに糖尿病が原因で大きな血管に動脈硬化が起こると、脳梗塞にかかる確率は、健康な人の４・３７倍、心筋梗塞などのリスクも2～4倍にも上ります。

こんな危険な病気に、目立った症状がなく、国民病として猛威を奮っていることは、もっと深刻に考えるべきです。

病気の原因は必ずしもただひとつではなく、いくつものリスクファクターを複合的にもっている場合、発症の確率がより高くなることにもご注意ください。

リスクファクターという観点から生活を見直すと、絶対に病気にかからないと断言できる人などいないことがわかります。それくらい、われわれは自分の生活にやや無頓着な面があります。

鼻血がきっかけでわかった高血圧

ある日突発的にからだに変調をきたし、はじめて自分が具合が悪かったと気がつく——こんな人も案外多いものです。

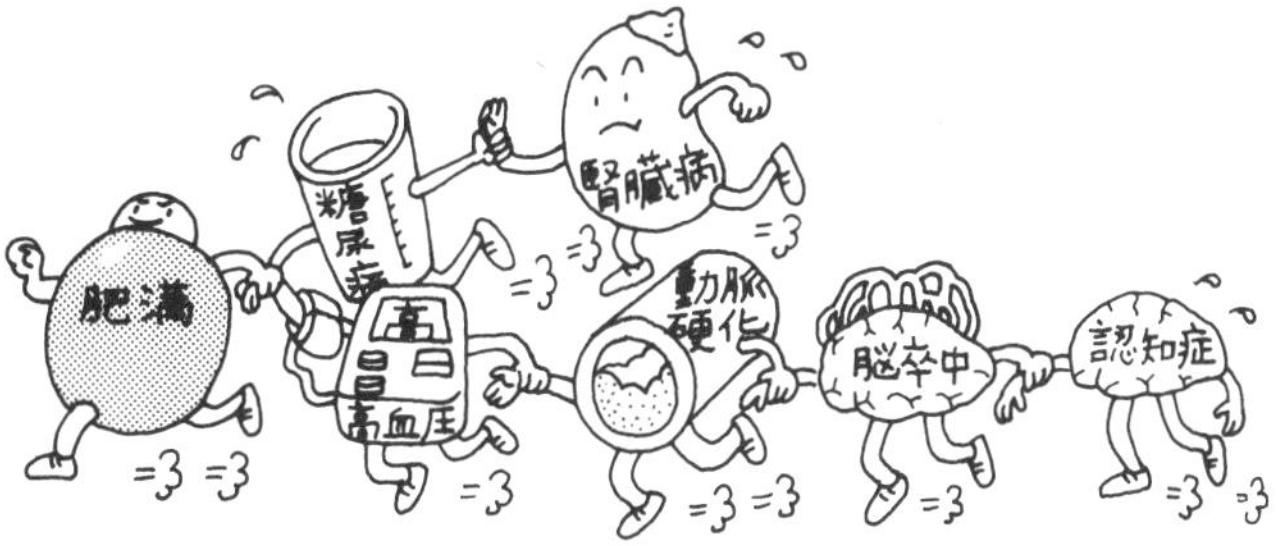

病気が病気をつれてくる

ある男性は、六十八歳の時、とくに変わったこともしていないのに、突然鼻血が止まらなくなり、病院へ行って止血の処置をしてもらいました。

ものはついでと、一通りの検査をしたところ、血圧が２００まで上がっていたことがわかりました。それまで血圧が高いという自覚がなかったようです。

そういえば、階段を昇るときの息苦しさや、ときどき脈拍が妙に速くなることなど、いくつか気づいてはいたものの、何しろ長年の自営業者で健康診断などとは縁がなく、自分の健康傾向に気がつく機会がなかったのです。

さらに検査をしたところ、心臓がやや肥大していることや弁に異常があることがわかり、加えて不整脈が発見されたため、血液の凝固を防ぐ「ワーファリン」という薬を処方されました。

このことをきっかけに、自分で自分のからだに注意を払い、無理をしないことを心がけるようになりました。以来、様子をみては、ぼちぼち加減しながら生活をし、七十六歳の今日まで大きな発作もないとのことです。

生活習慣病と切っても切れない循環器

生活習慣病の大きな問題は、先述のようにあまり深刻に考えなくても本人が普通に生活できる点にあるようです。これといった自覚症状がないので、何ともとらえどころがありません。しかし、実はこれが大きな落とし穴で、いくつかの生活習慣病が合体するようなことにでもなれば、ある日突然、思いもかけない症状に見舞われることも多いのです。

ところで、心臓と血管をあわせて循環器と呼びますが、ふだんは内科全般の診療を行っていても、医者には、それぞれ専門領域があり、われわれは循環器の専門医として経験を積んでいます。この循環器が、いわゆる生活習慣病と切っても切れない関係であることをお話ししましょう。

高血圧、糖尿病、高脂血症などの生活習慣病にかかった場合、これらがリスクファクターとなって起きてくるのは、皆さんよくご存じの動脈硬化です。

動脈硬化がおそろしいのは、急性心筋梗塞や脳梗塞という命にかかわる病気につながることです。とどのつまり、血管が老化したり血液がかたまったりして、本来循環器が果たすべき機能に支障をきたすと、負担は心臓にかかり、へたをすれば、心臓が止まるようなことも起こります。

　したがって、われわれ医者は、血圧の測定に始まり、採取した血液データが示すリスクから、患者さんが深刻な病気に至ることがないようアドバイスしたり、すでに病名のついた方を適切に治療していかなければなりません。

　生活習慣病とその予備軍に対する働きかけが最重要の任務です。

　診療の中でいつも感じるのは、患者さんが自分の健康をおびやかすリスクに気づいて自分自身の傾向を知ることの大切さです。

　血圧が上がる人もいれば、脂肪を蓄えすぎる人もいます。

　それぞれにサインは異なりますが、健診で数値が悪くなったり、症状が重くなりかけたとき、自分でバランスをとって、なるべく健康な状態を維持できれば、

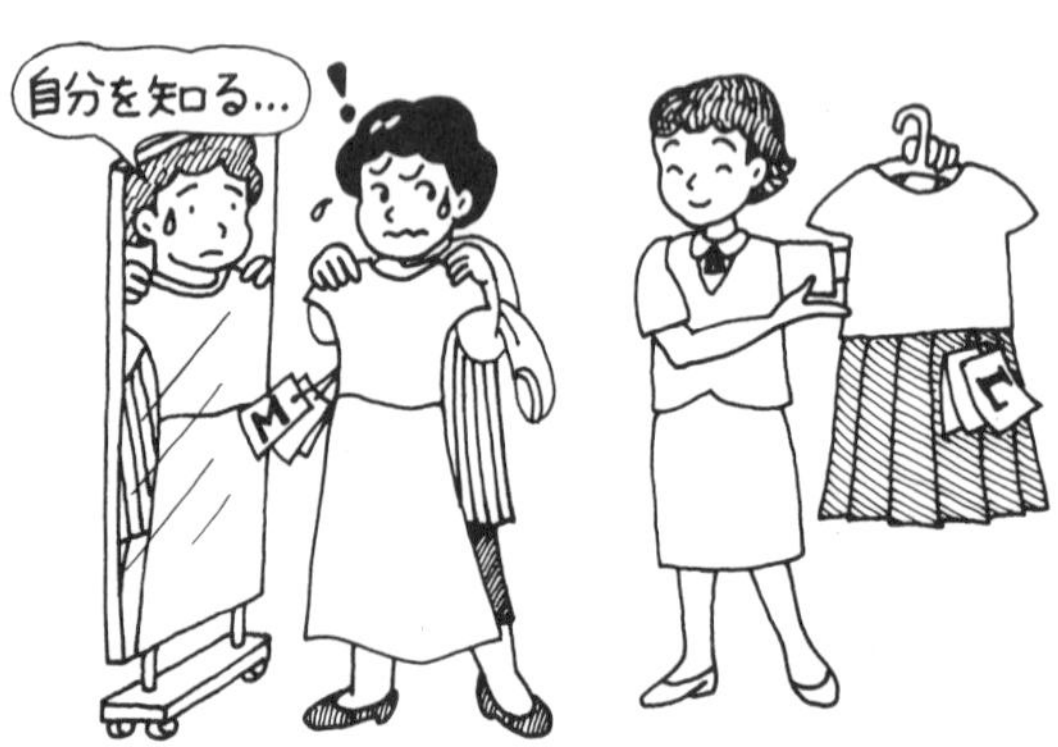

もっともっと病気の発症が防げるにちがいありません。

そのためにも本書では、病気とリスクファクターについてしっかりと理解してもらえるようつとめました。

とくに血液の循環と大きくかかわる心臓あるいは脳の病気について理解していただき、生活習慣病の予防に役立てていただきたいと思います。

まずは「高血圧」から

高血圧という病気は、人間の血管の内圧が上昇する状態、つまり血管に圧力がかかっていることです。血圧には、俗にいう「上」と「下」として、収縮期血圧と拡張期血圧があり、正常血圧では「上が130㎜Hg未満、下が85㎜Hg未満」です。その中でも最もよい至適血圧は、「上120㎜Hg未満、下80㎜Hg未満」です。

この「㎜Hg(ミリメートル水銀柱)」は圧力を表す単位で、「Hg」は水銀の化学記号です。もともと血圧計が水銀計だったことから、今もこの単位が使われていますが、日常会話ではとくに単位がなくてもわかるので、なるべく数字だけを説明するようにいたします。

成人における血圧値の分類

（単位：mmHg）

分　類	収縮期血圧		拡張期血圧
至適血圧	<120	かつ	<80
正常血圧	<130	かつ	<85
正常高値血圧	130～139	または	85～89
軽症高血圧	140～159	または	90～99
中等症高血圧	160～179	または	100～109
重症高血圧	≧180	または	≧110
収縮期高血圧	≧140	かつ	<90

日本高血圧学会「高血圧治療ガイドライン2002年版」より

まず、どこからが高血圧か。

日本高血圧学会による高血圧の基準は、「収縮期血圧140㎜Hg以上、または拡張期血圧90㎜Hg以上」と定められています（以下、単位略）。このうち、「上140～159、または下90～99」を軽症高血圧、「上160～179、または下100～109」を中等症高血圧、さらに「上180以上、または下110以上」を重症高血圧と呼んでいます。

より細かい分類では、正常血圧と高血圧群の間、すなわち上130～139、または下85～89のグループは、正常血圧でありながら、やや高めであるとして「正常高値血圧」と呼ばれます。この範囲の方でも、やはり「下げる」ように気をつけたほうがいいと思います。

最近では、正常血圧は**「収縮期血圧が130未満、拡張期血圧が85未満」**と、従来よりはかなり低めに設定して、それ以上の方は警戒ないし何らかの治療・管理が必要であるという考え方が優勢です。

血圧は、いつ測るか

通常、診療所や病院などの診察室で血圧を測り、その時の値が高い場合、すなわち収縮期血圧が140以上、または拡張期血圧が90以上のとき、「高血圧症」と診断されます。しかし、時々患者さんに言われるように、

「もしも血圧を病院で測ったとしても、その一時点での数字だけで、その人を高血圧と判断してもええんやろか?」

という疑問は当然存在します。

答えは、

「ある一時点での血圧測定では問題がある」となります。

なぜならば、血圧は24時間で上ったり下ったりという「日内変動」を示し、通常、起きている時に高く、早朝から朝にとくに高い傾向を示し、睡眠時に低くなっているからです。

「ほんなら、家庭で朝晩1回ずつ、最低2回は血圧を測って、そのデータをもとにして高血圧の判断をするほうが、より正確とちがいますの?」

という意見も、これまたごもっとも。

普通の診察室血圧の1点測定だけでは、あとで述べる白衣高血圧や、仮面高血圧の問題があるため、誤診につながる恐れもあります。

自分で血圧を測ろう

白衣高血圧とは、普段の血圧はあまり高くない人が、病院へ来て白衣を着た医師や看護師から診察を受けると血圧が上がる現象をいいます。この場合、病院内での血圧がいかに高くても、早朝とか家庭での血圧が安定しており正常ならば、積極的な治療の対象にはなりません。

白衣高血圧が有害か無害かは、まだ医学的には確定しておりませんが、大きな問題になる可能性は少ないと思われます。

一方、早朝高血圧といって、夜間から早朝時に血圧

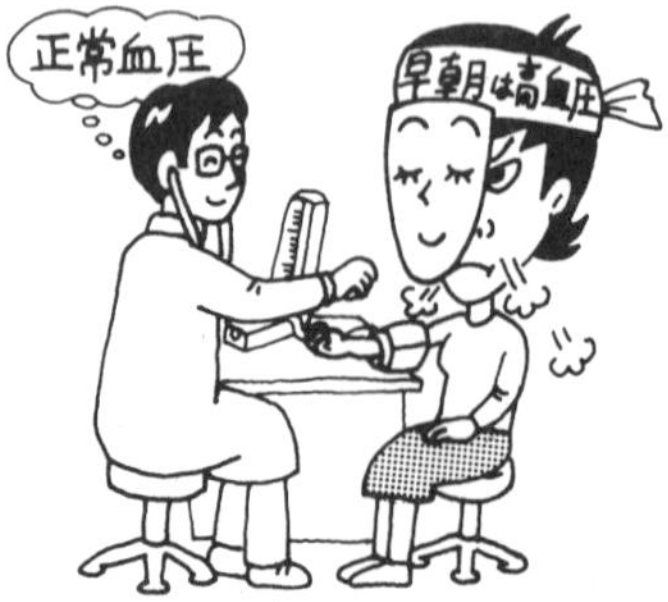

が高いタイプは、これとは逆に、病院、診療所へ来たときには血圧が安定していることが多く、家庭血圧の測定がなければ発見できません。このような早朝高血圧は、診療所で測られるときに、仮面（マスク）をかぶっているような隠れ高血圧として、**仮面高血圧**（masked hypertension）とも呼ばれています。

早朝高血圧は、心臓や血管、腎臓などいろいろな障害のリスクファクターとして知られています。したがってこれを発見し、大きな病気を予防するには、診察室ではなく、家庭で血圧を測定することが是非とも必要です。

このように、自分のデータをチェックする習慣は、血圧だけではなく、健康全般について、大変重要なことです。

[家庭での血圧の測り方]

家庭血圧の測定は、原則として、朝と晩の２回、座った姿勢で、１〜２分安静にした後に行います。

○朝――起床後１時間以内、排尿後降圧薬服用前、朝食前

○晩――就床前

指用の血圧計や手首で測る血圧計は不正確になることがあるので、上腕用の血圧計の使用をおすすめします。測定結果を記録して、診察時にお持ちいただくとなおけっこうです。

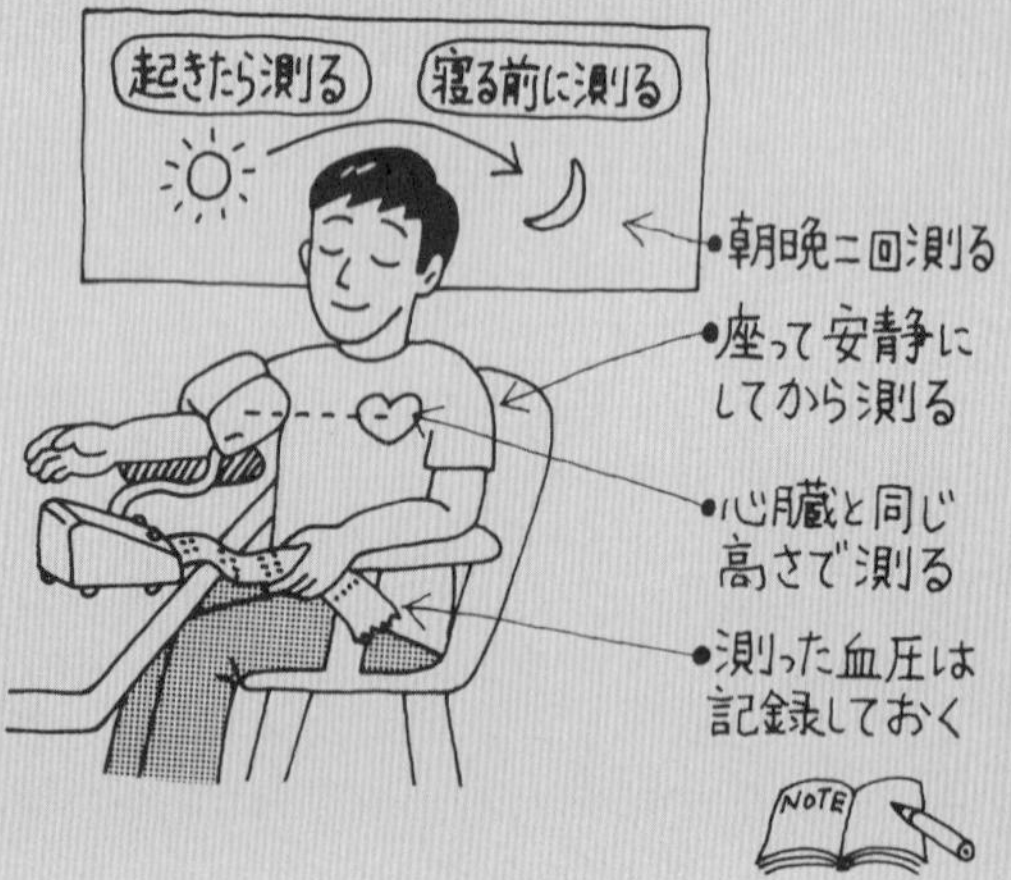

2 医者の目からみると――いろんな患者さんがいます

診察室風景

医者は、まず患者さんの表情や体格を観察しています。ニコニコして診察室に入ってこられる方に心不全（心臓が弱った状態）はありません。もちろん急性疾患ではないと判断できます。ちゃんと自力で診察用の椅子に座られる方に、心不全や脳血管障害はまずありません。

ずっと通ってきておられる患者さんでは、この時点でほぼ70％以上の診察が終了したとも言えます。

中高年ででっぷりとおなかの出た方に対しては、医者は「何か病気を持っているな」と強い疑いを持って診察に当たるはずです。もちろん、太った方には、高血圧があったり、血液中の中性脂肪が増えていたり、血糖が上昇していることが多く、このように複合的な症状がある場合、メタボリックシンドローム（後述）と呼ばれています。このような患者さんには、医者は必ず減量を勧めます。

というのは、体重を落とすだけで、高血圧も中性脂肪異常も糖尿病も治ってしまうからです。薬がいらない代表的な病気です。食事の量（一日の総カロリー）を減らし、運動を行うことによって、体重は減るはずです。しかし、これが実際上は**きわめて困難**なのです。

医　者「Aさん、食事の量減らしていますか」
Aさん「ほとんど食べてへんで」
医　者「しかし、体重は変わりませんね」
Aさん「家内が神経質になって、ちょっとしか料理作ってくれへんのや。体重計が間違っとるのとちがうか」
医　者「外食は何回ぐらいですか」
Aさん「少なくても週3回はするな」
医　者「お酒も召し上がるのですか」
Aさん「当然やろ」

この例は、患者さんが外食（外食は油ものが多く、カロリーが高い）とアルコールで多量のカロリーを摂取しており、家庭での食事を少々減らしても及ばない典型例です。

医　者「Bさん、食事の量を減らしていますか」
Bさん「フライものを減らし、全体の量も抑えています。健康のためサラダを多く摂っています」

医　者「体重は変わりませんね。むしろ少し増えていますよ。間食は摂っていませんか」

Bさん「お稽古事の休憩時間にお茶とお菓子を頂く程度です」

医　者「どんな間食（おやつ）を摂っていますか」

Bさん「ケーキとミルクティーが多いですね。羊羹も時々いただきます。

甘いものが大好きなのです。これだけはどうしてもやめられません。

先生、私は水を飲んでも肥えるんですよよ。嫌になります」

この例は、一日の摂取総カロリーの増加（間食のケーキは高カロリーのものが多く、サラダオイルもカロリー増加に繋がるなどが体重の増加の原因であること）を患者さんが理解

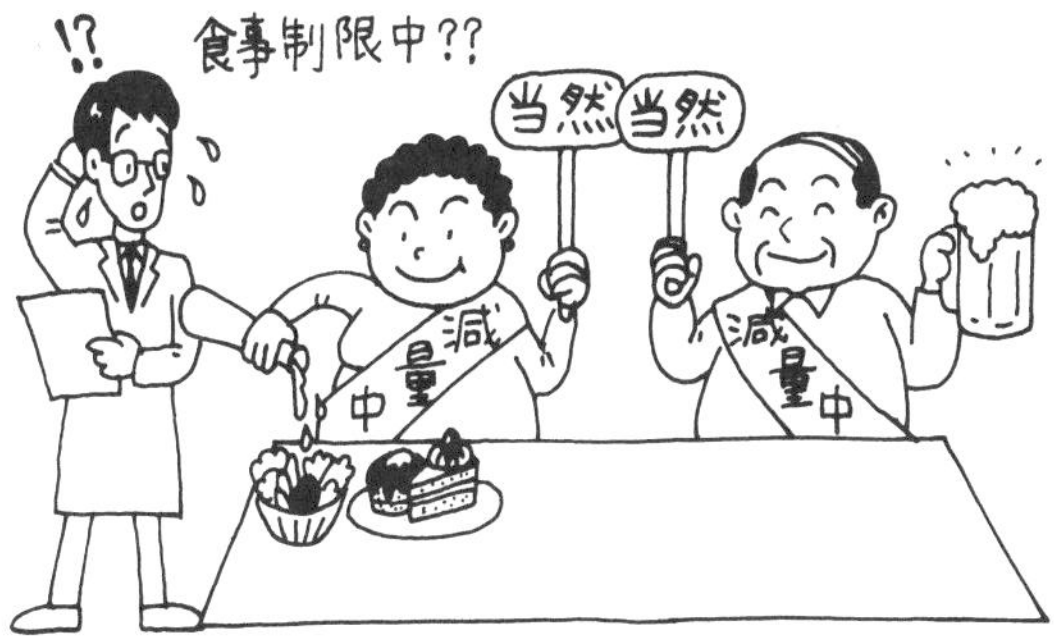

できていない典型例。
思い当たる節はありませんか?

検査数値の活用法

診察室に入ってきた患者さんに対して、医者が直感的に感じた予測を裏づけるものが、健診の結果です。勤めをもっていれば、毎年定期的な健康診査があるはずですし、主婦の方でも保健所やクリニックなどで検査を受けることがあるでしょう。

身長、体重のほかに必ず調べられるのが、血圧と尿、そして血液です。これらが細かな項目ごとに数値で示されている結果表は、自分の健康状態を如実に表していますので、是非この見方を知っていただきたいと思います。

リスクの高い数値には、「要精検」その他のマーク表示で

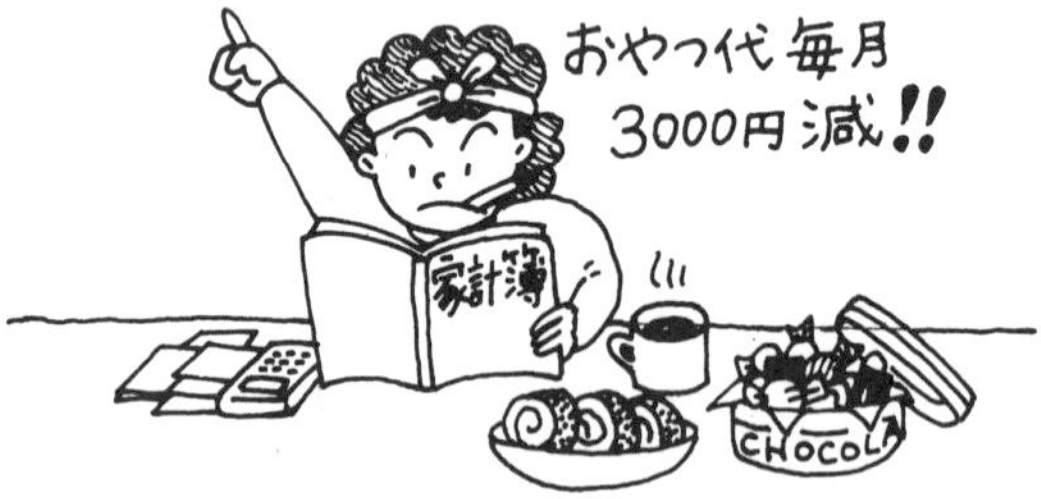

不得意科目に数値目標を

注意を促すようになっています。正常範囲をはずれている検査項目、それが、いわばその方の「不得意科目」です。ここを攻めていくことが、生活習慣病予防に大きな効果を上げます。

つまり、不得意科目をチェックし、「望ましい数値」を目標として、常に頭に置くという方法です。「血糖値が高い」、「血圧が高い」などと漠然と心配しているより、「血糖値を120から110に減らそう」とか「上の血圧を150から130に下げよう」という具体的目標をもって、それに向かって適切な方法をとるのが、賢い近道です。

実際私の患者さんも、この方法で、徐々に数値が改善されています。給与明細同様、「細かい数字は苦手」などと言わずに、不得意科目だけに注目して、是非、この方法をお試しください。

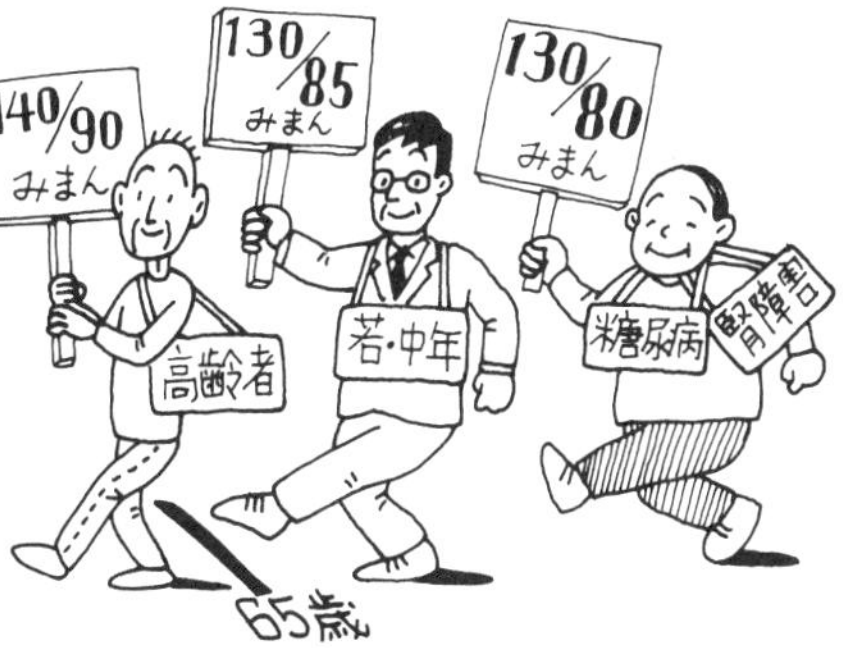

年代・症状別血圧数値目標

【高血圧】

○血圧

高血圧は、痛みなどのはっきりとした症状がなく、「年のせい」として気にしない方も多いですが、あとで説明するさまざまな病気の重要なリスクファクターです。

年代や糖尿病のあるなしによってしっかりと数値目標（前ページ参照）を設定して、あの手この手で、改善していきましょう。

【高脂血症、動脈硬化】

○血中コレステロール値

血液中に溶けている脂質（脂肪）が多くなりすぎると、高脂血症や動脈硬化のリスクがあります。コレステロールとは、そうした脂質の一種で、蛋白質に包まれて血液中を運ばれています。

本来、細胞やホルモンをつくる大切な材料ですが、脂質成分のバランスが悪い状態は「脂質代謝異常」と呼ばれ、高脂血症、動脈硬化の原因となります。

次の3種類の数値でリスクを判断します。

（1）総コレステロール

２２０㎎／dℓを超えると、高脂血症の一種である高コレステロール血症とみなされます。糖尿病や甲状腺機能低下症などの危険もあります。

低すぎると脳出血などの病気になりやすいので、１３０㎎／dℓ以下にならないようにします。低コレステロール血症が続く場合、肝臓病や甲状腺機能亢進症などが隠れていないかチェックする必要があります。

(2)中性脂肪

別名トリグリセライドとも呼ばれ、高脂血症や糖尿病の指標です。１５０㎎／dℓ以下を目標にします。

(3)ＨＤＬ―コレステロール

動脈硬化の大敵とされるコレステロールの中でも、余分なコレステロールを血管壁から抜き取って肝臓へ戻してくれるのがこのＨＤＬ―コレステロール。「善玉コレステロール」とも呼ばれています。

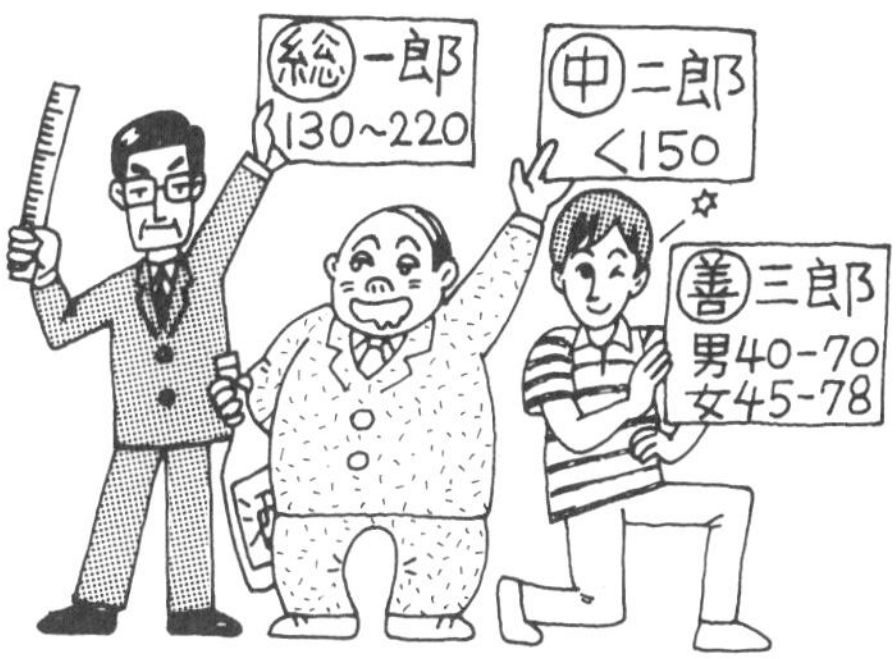
総一郎
130~220
中二郎
<150
善三郎
男40-70
女45-78

コレステロール３兄弟と数値目標

ＨＤＬは、男性では40～70㎎／㎗、女性では45～78㎎／㎗が正常範囲とされ、この基準値を下回ると、高脂血症のリスクファクターとなります。

ちなみに、「悪玉コレステロール」として有名なＬＤＬ―コレステロールが高くても高脂血症と診断されます。

ＬＤＬ―コレステロールは、総コレステロールからＨＤＬ―コレステロールをひき、さらに中性脂肪の１／５をひいて算出されます。１４０㎎／㎗未満が正常です。

［糖尿病］

食事から摂取した炭水化物は、ブドウ糖に分解され、エネルギーとして活用されます。この血液中のブドウ糖は、インスリンの働きによって肝臓や筋肉などの組織に取り込まれ蓄えられます。

インスリンがうまく働かず、血中に糖分が過剰に存在

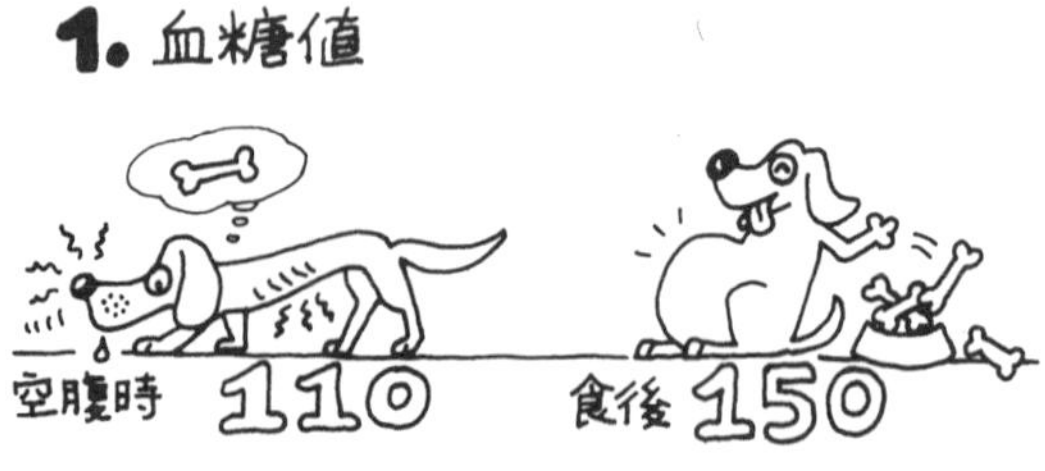

糖尿病予防の血糖値目標

する状態が長く続くのが糖尿病です。

糖尿病は、脳梗塞や心筋梗塞のリスクファクターであるため、血糖値が上昇しないようコントロールする必要があります。

○血糖値

血液1dlあたりのブドウ糖の量で、健康な人で空腹時100mg/dl以下、食後でも最大160mg/dlです。望ましい血糖値として、空腹時110mg/dl、食後150mg/dlを目標にしましょう。

○HbA1c（ヘモグロビンエーワンシー）

赤血球中のヘモグロビンのうち、ブドウ糖と結合しているヘモグロビンの割合で、4・3〜5・8%に保たれていると安心です。

HbA1cは、過去1〜2ヵ月の血糖値のレベルを示すともいわれ、これも大事な指標となります。

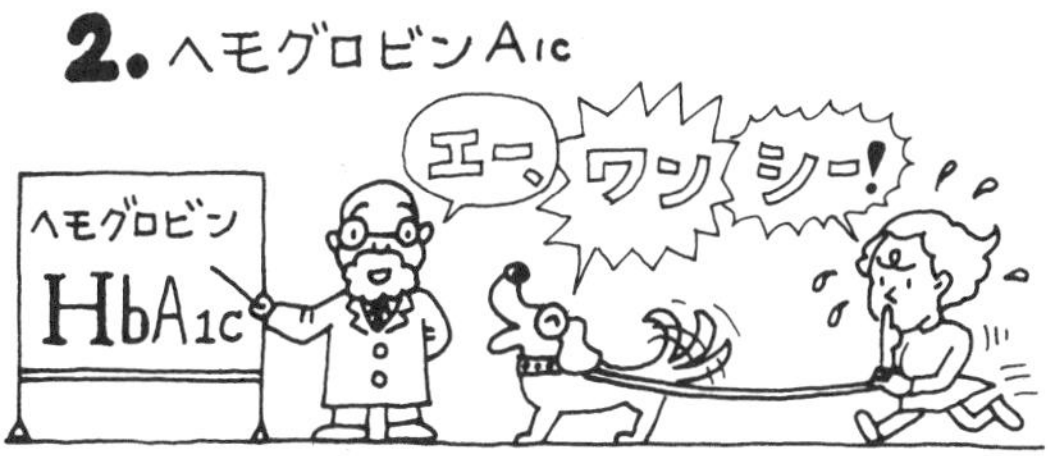

糖尿病予防のHbA1c値目標

［肝臓病］

ＧＯＴ、ＧＰＴ、γ《ガンマ》-ＧＴＰなどの血液中の酵素の値が高くなりすぎると、肝炎や肝硬変などのおそれがあります。数値の上昇は、肝臓の細胞が壊され、血液中に酵素が大量に流れ出すためです。

また血液中の蛋白質量は健康な時には一定に保たれていますが、これがわずかに変化しても、肝臓の異常が推測されます。

○ＧＯＴ（ＡＳＴ）

心臓、肝臓に多く含まれる酵素で、肝炎、肝硬変のリスクを避けるには、40IU／ℓ（リットル）以下が目標です。※ＩＵは国際単位

○ＧＰＴ（ＡＬＴ）

肝臓に含まれる酵素で35IU／ℓ以下が目標です。ＧＯＴとＧＰＴがともに高く、ＧＰＴがＧＯＴを上回ると慢性肝炎や脂肪肝、その逆では肝硬変、肝臓が

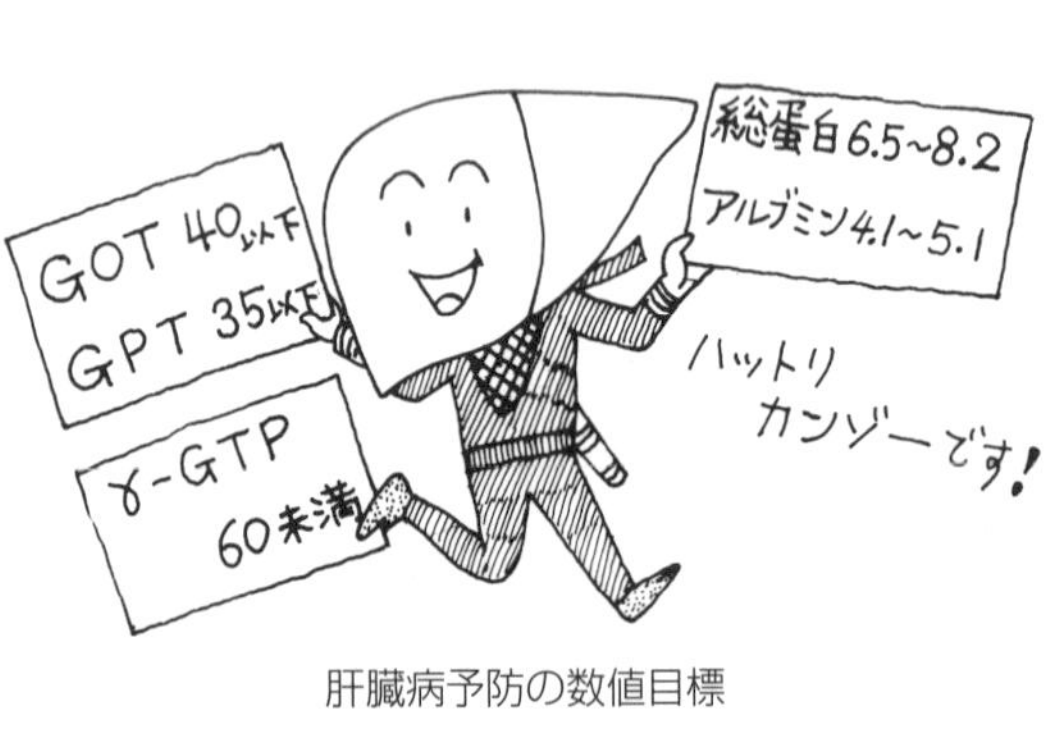

GOT 40以下
GPT 35以下
γ-GTP
60未満
総蛋白6.5~8.2
アルブミン4.1~5.1
ハットリ
カンゾーです！

肝臓病予防の数値目標

んも起こりえます。

○γ《ガンマ》-GTP

アルコールを大量に飲む生活習慣を如実に反映するのがこの酵素の量です。少し禁酒したぐらいではなかなか下がりません。60IU／dℓ未満を目標にしてください。

○総蛋白、アルブミン

総蛋白とは、血液中には含まれる百種類を超える蛋白質の総称です。適正な範囲は6・5～8・2g／dℓで、高くても低くても肝硬変などのおそれがあります。蛋白質のひとつであるアルブミンも、4・1～5・1g／dℓの範囲を維持していれば問題ないでしょう。低すぎるのも困りもので、気をつけなければならないのは、ダイエットの際の低栄養です。

【腎臓病】

腎臓は尿をつくる器官です。血液中の蛋白質は、腎臓ではろ過されないため、本来、尿に含まれる蛋白はごくわずかですが、腎臓の細胞が壊れると、尿の中に蛋白質が流出し、陽性となります。

○尿中の微量アルブミン（尿蛋白）

陽性の場合、軽い腎臓障害が起こっているサインです。最近このマーカーが重要視されており、蛋白尿（－）でも微量アルブミン（＋）であれば、この時点で十分気をつける必要があります。進行しますと、いわゆる蛋白尿が起こってきて、腎障害、腎不全になるおそれがあります。

○尿糖

また、糖尿病になって血糖値が高くなると、腎臓の処理能力を超え、尿にブドウ糖が混じったり、腎臓の機能が低下している時に尿糖が陽性になることもあります。

○血清クレアチニン

1・1㎎／dℓを越えてくると腎障害の疑いがあり、男性では1・3㎎／dℓ以上、女性では1・2㎎／dℓ以上は、明らかな腎臓障害といえます。

【痛風】

痛風は、血液中の尿酸（プリン体という物質の老廃

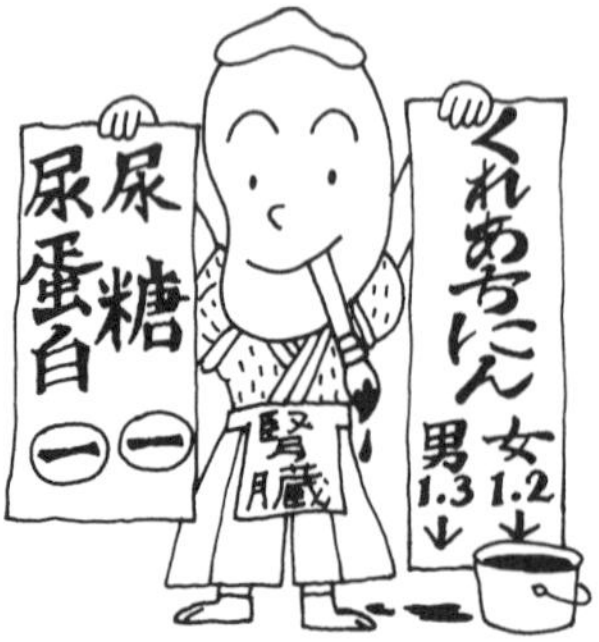
くれあちにん
女 1.2↓
男 1.3↓
腎臓
尿糖 ー
尿蛋白 ー

腎臓病予防の数値目標

物）濃度が高い状態が何年も継続する「高尿酸血症」から引き起こされる病気です。ある日突然、足の親指の付け根にある関節部分が赤く腫れて痛みだします。痛みはかなり激烈で、大人でも2～3日歩けなくなるほどです。

たいていの場合、消炎鎮痛剤により1週間から10日ほどで痛みと腫れがひくものの、その後も定期的に発作を繰り返します。もともと血液中の尿酸値が高い男性が、痛風の90％以上を占め、尿酸値が低い女性はあまりかかりません。ビールが好きな方は要注意です。

血液中の尿酸値が7㎎／dlを超える状態が数年以上続いて初めて症状が出ます。

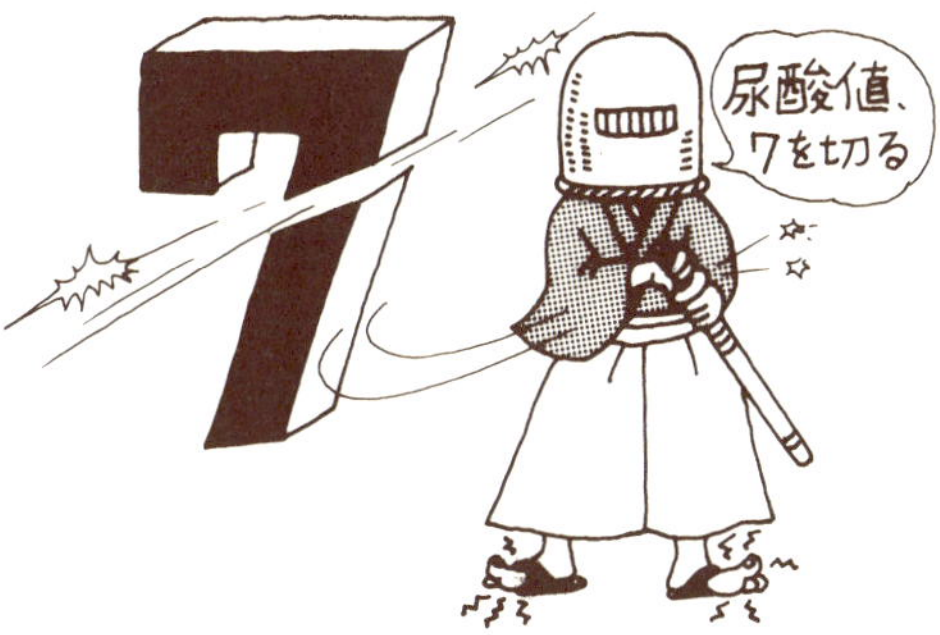

痛風予防の数値目標

「万病のもと」高血圧治療は循環器病予防

日本人に最も多い病気は何といっても高血圧です。高血圧は、全身の小さな血管や大きな動脈の硬化、心臓の肥大など、心臓や血管の病気の主要なリスクファクターです。脳卒中、心筋梗塞や狭心症、心不全、不整脈、腎不全などを起こし、老年痴呆にも関連がある高血圧は、まさに「万病のもと」です。

しかし種々の大規模な臨床試験で、高血圧治療が多くの循環器病を予防できることが証明されています。年齢を問わず、降圧剤を服用すれば、しなかった場合に比べ脳卒中は30～40%、虚血性の心臓病や心血管系の病気での死亡は約20%、死亡数全体で10%以上の減少が期待できます。充分に血圧を下げると、病気の治療経過も良好です（図）。

よく外来で、「降圧剤は一生飲み続けないといけないのか」と聞かれます。血圧を下げるために飲む薬が血圧を上昇させることはありません。下がれば薬の量も減り、やめることもできます。

高血圧を放置すると、いつのまにか血管の動脈硬化が進みます。今は、どこでも高精度の家庭血圧測定装置が手に入ります。まずは一家に一台いかがでしょうか。

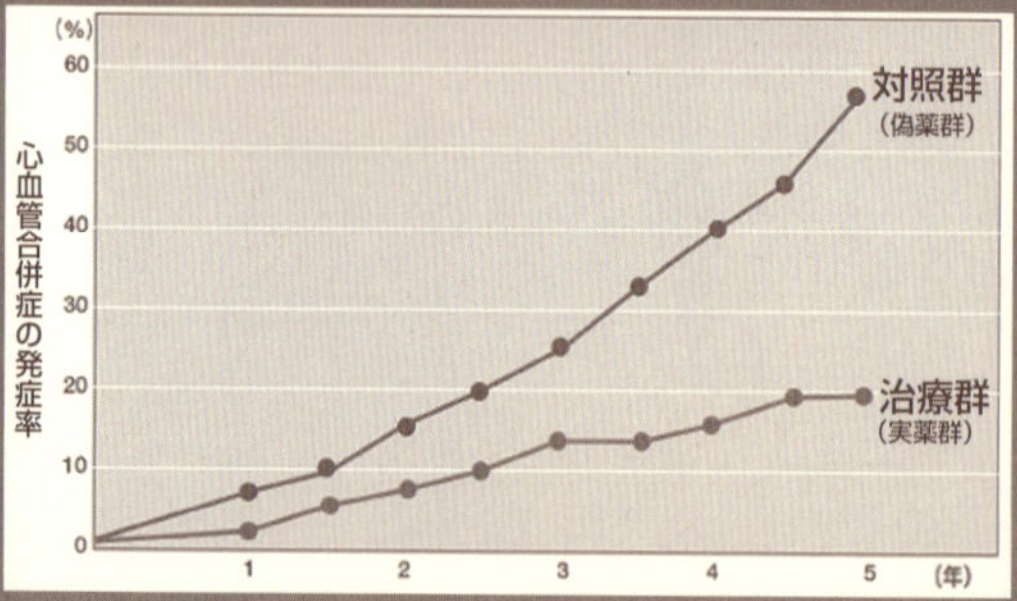

3 生活習慣病と血管

血管の若さを決める内皮

生活習慣病には、高血圧のほかにも、さきほど挙げた高脂血症、動脈硬化、心臓病、脳卒中、糖尿病などがあります。それぞれに病状もリスクファクターも異なりますが、共通しているのは、いずれも血管の状態が大きなポイントとなる点です。

血管には、心臓から押し出された血液を全身に循環させる大切な役割があります。血管は、三つの層からできており、一番内側に**内皮**と呼ばれる層があります。

健康な状態の血管内皮は、必要に応じて血液を組織に届けられるようしなやかに伸び縮みし、みずから拡張する働きがあります。こ

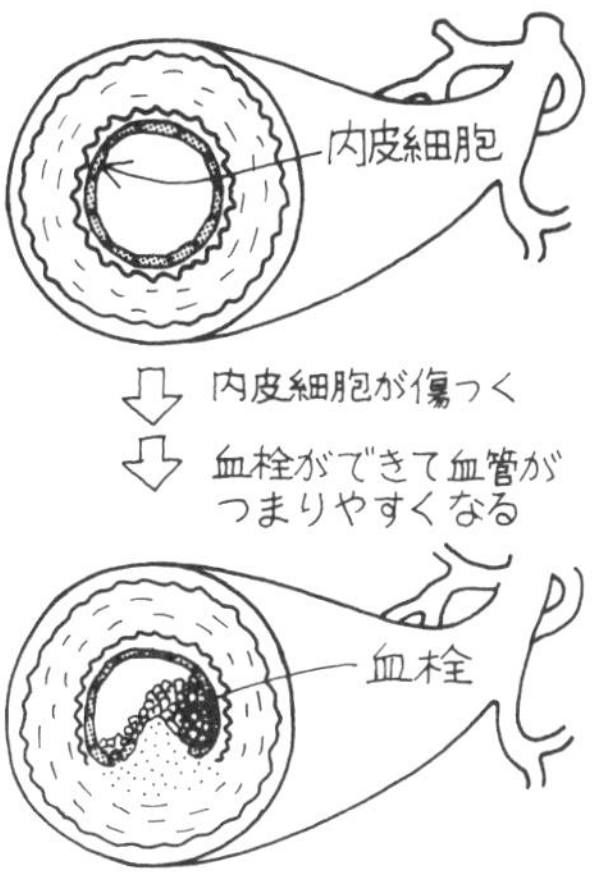

動脈硬化の起こり方

の血管のしなやかさ、みずみずしさがいつまでも保たれていればよいのですが、血管にとって好ましくない生活習慣によって、血管が傷ついたり、内皮にコレステロールが付着したりすると、血管が狭くなったり、硬くなったりします。

これが動脈硬化で、ここからあらゆる病気が起きてきます。他の生活習慣病も、血液や血管が傷つくことから起きてくるものがほとんどです。

動脈硬化

血管を水道のホースにたとえると、健康な血管は新品のホースです。この中を水（血液）が、スムーズに流れます。

これに対し、動脈硬化を起こした血管は古いホースで、ホースのゴムが硬くなったり、内側にゴミや水垢が溜まったりするのと同じように、内皮からはしなやかさが失われ、コレステロールが溜まったりします。

この結果、血管は、ところどころ狭くなって、血液の流れが悪くなるのです。

血管の内壁に、**プラーク**と呼ばれるこぶのようなものができることもありますし、「**血栓**」

という血液の塊や、血栓が、血管内を流れていくうちに、より細い血管に詰まる「**塞栓**」も、血流の妨げとなります。

動脈硬化のリスクファクターとしては、高血圧、高脂血症、喫煙、肥満、糖尿病があります。

脳卒中

さきに述べた動脈硬化が大きなリスクファクターとなって、脳の血管が詰まるなどして、起きてくる病気で、正式には脳血管障害と呼ばれます。大きく分けて、

（1）血管が詰まる「脳梗塞」
（2）血管が破れて出血する「脳出血」

の2つがあります。

動脈硬化のリスクファクターは、同時に、脳卒中の

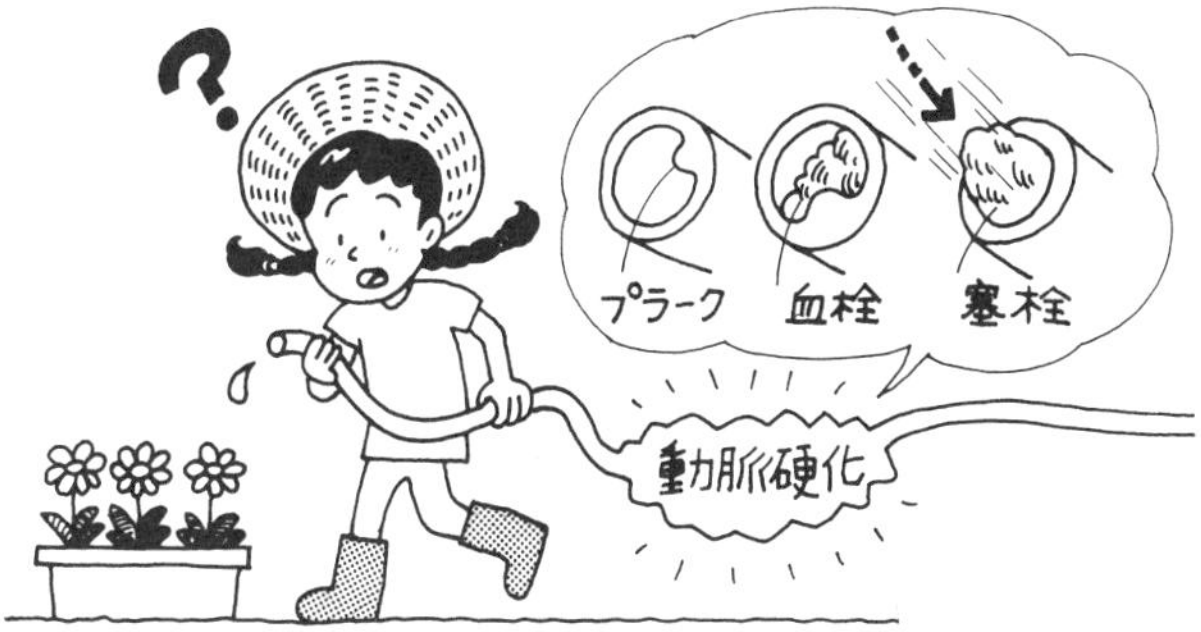

いたんだ血管は古いホースと同じ

リスクファクターでもあります。

糖尿病

糖尿病のリスクファクターは、主として肥満と高血圧ですが、糖尿病が進行すると、微小な血管が傷ついて、それが原因となって目の網膜や腎臓の病気になったり、神経障害が起こります。さらに、大きな血管にも動脈硬化が出現し、それが引き金となって、しばしば脳梗塞が起こります。

糖尿病患者で脳梗塞が発症する危険率は、海外での疫学調査で約2倍、わが国の研究においても4・37倍に上ります。

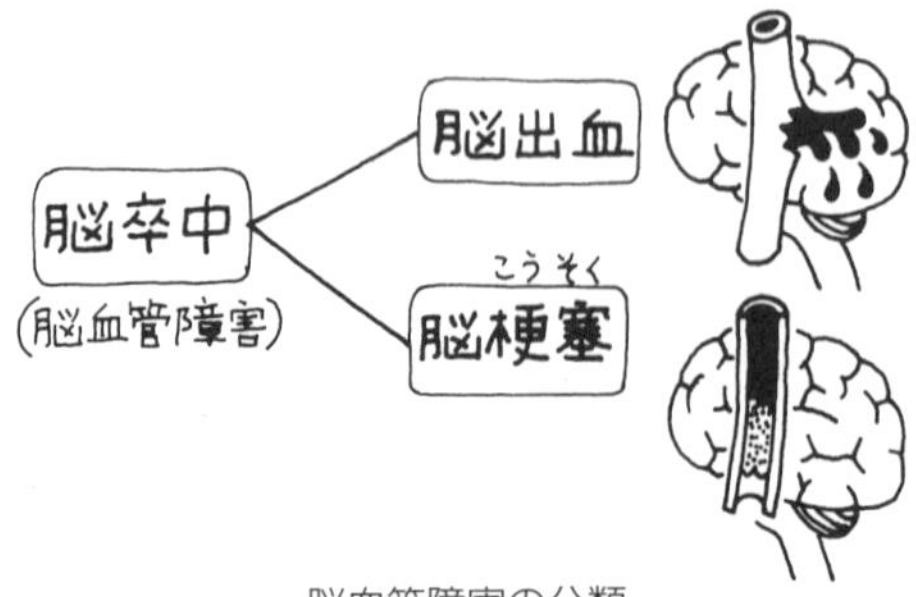

脳血管障害の分類

4. ラーメン問題──「つゆを飲むか飲まないか」それが問題だ

●高血圧のリスクファクターその1・塩分

「東北地方に住む人は、塩辛い食べ物を好むために血圧が高くなり、脳卒中で死亡する率が高い」というのは、かつて有名なエピソードでした。昭和二十六年から二十七年にかけてのことです。調べてみると、一日30グラムの塩分をとっている人が、秋田県の農村で37％もいたそうです。この比率と血圧の高さが相関していたことから、脳卒中による死亡と血圧の関係、とくに食塩との関連について、本格的な調査が開始されました。

塩分の摂りすぎでなぜ血圧が上がるかといいますと、まず、体内にナトリウムが増えると水分が溜まり、血液の量が増えます。加えて、ナトリウムが血管を収縮させ、狭くすることで、結果として血圧が高くなるのです。

通常、塩分1グラムを減らせば血圧は1㎜Hg下がるといわれています。塩小さじ一杯は5グラム。これを使わなければ5㎜Hgが下がる勘定です。調味料は意外にカロリーも高いので、気をつけるようにしましょう。

高血圧の治療では、31ページのように、どの程度の血圧を目指して治療を進めていくかが問題になります。食塩摂取量が高ければ高いほど血圧も上がっていくのですから、治療の基本は、ずばり食生活の改善です。

まず、食塩量の制限が重要です。

日本高血圧学会（http://www.jpnsh.org/）では、「一日6グラム未満の摂取」を心がけることを推奨しています。

塩分大好き、日本人の食事

我々日本人の一日の食塩摂取量は、平均して12グラム前後（13〜14グラムと言う人もいますが）ですから、これを思い切って半分以下にする必要があります。これはそう簡単なことではありません。

例えば味噌汁一杯に入っている食塩は1・5グラム。たくあん2切れをつまみますと1・4グラム。

一方、食塩そのものを食べているような明太子や

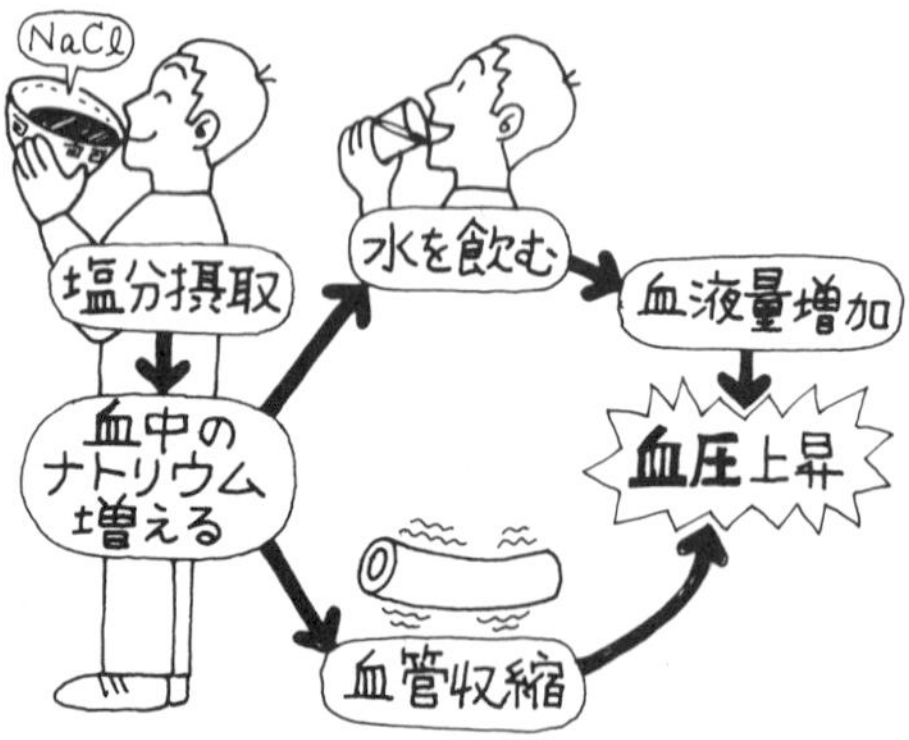

ナトリウムと血圧上昇のしくみ

イカの塩辛、めざしなどは、この際論外です。

意外にも要注意メニューは、ラーメンです。ラーメン一杯、つゆまで飲み干すと7・6グラムの食塩を摂取したことになります。かけうどん一杯で4・6グラム。やきそば4・7グラムをはじめ、カツ丼、カレーライス、握りずし、餃子、魚の照り焼に煮付け等々、日ごろ食べている食品の中に、思いもよらないたくさんの食塩が含まれているのです。

血圧を下げるには、「一日6グラム未満」を目標に、食塩を極力減らすことを、当面の重要な目標にしてください。

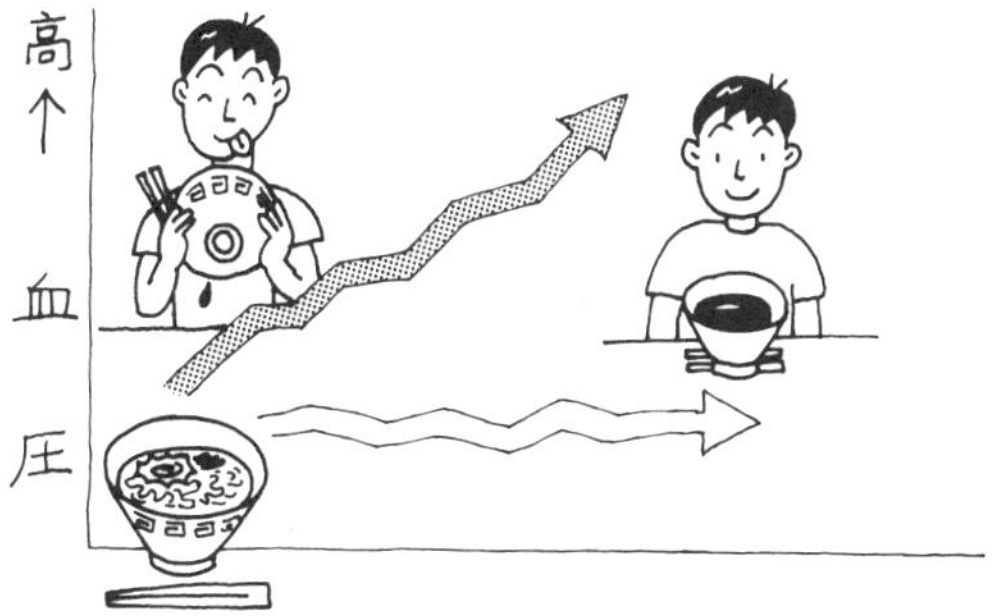

ラーメンのつゆの塩分で血圧上昇

あなたの１日の食塩摂取量は？
（１日に食べたものに○印をつけましょう）

	食品名	目安量	塩分(g)
	食パン	６枚切１枚	0.8
汁　物	味噌汁	お椀1杯	1.5
	清汁	お椀1杯	1.2
漬　物	たくあん	2切	1.4
	梅干	1個	2.1
	きゅうりのぬか漬	5切	1.5
	白菜塩漬	小皿1杯	0.7
	たかな漬	小皿1杯	1.7
	のり佃煮	大さじ1/2杯	1
加工品	めんたい	1/4腹	2.6
	いかの塩辛	大さじ1杯	2.3
	めざし	中2匹	1.5
	しらす干し	小さじ1杯	1.2
	蒲鉾	5切	1.1
	ちくわ	小1本	0.7
	ロースハム	2枚	0.8
外　食	ラーメン	丼1杯	7.6
	かけうどん	丼1杯	4.6
	やきそば	1皿	4.7
	かつ丼	丼1杯	3.7
	カレーライス	1皿	2.6
	にぎりずし	7ヶ	3.2
家庭料理	すきやき	1皿	2.7
	焼きとり	塩３本	1.1
	ギョウザ	5ヶ	2.4
	鳥のから揚げ	4ヶ	1.1
	魚の照り焼	1切	3.2
	魚の煮付	1切	2
	魚の味噌煮	1切	1.4
	魚のムニエル	1切	1.6
	おでん	5〜6枚	4.4
	お浸し	小鉢1杯	0.7
	酢の物	小鉢１杯	0.7

出石宗仁．生活指導の実際「心臓病診療プラクチス（15）高血圧を識る」文光堂、東京、1997

高血圧のリスクファクターその2・肥満

「私は、それほど塩分をとっていないのに、なぜか血圧が高い」——こんなふうに言われる方もいます。実は、こういう方にはたいていの場合、共通の問題として肥満があります。糖尿病をもっている方で血圧が高いのは、ほぼこのパターンです。

最近注目を浴びていることですが、肥満にも2種類あり、内臓脂肪型肥満と皮下脂肪型肥満とに分けられます。

次ページの写真は、おなかのへその下のCT写真です。内臓脂肪型肥満は内臓の周りが黒く写っています。これが脂肪です。皮下脂肪型肥満は、まさに皮下脂肪がかなり分厚くなっています。

同じ肥満でも、内臓脂肪型肥満は糖尿病になりやすく、心筋梗塞や脳梗塞などのリスクファクターとして、要注意なのです。

なぜ、同じ肥満でも内臓脂肪型肥満のほうが、よりリスクが高いのでしょう。

肥満とは、脂肪組織を構成する脂肪細胞が肥大したり数が増えることです。脂肪細胞は、本来余剰エネルギーを中性脂肪として細胞内に蓄積し、必要なときに放出するエネルギー備蓄細胞なのですが、内臓脂肪にこの肥満が出現すると、糖尿病や高脂血症のリスクファクターになることがわかってきました。

これを説明するのに、最近、**アディポネクチン**という物質が注目されています。アディポネクチンとは脂肪細胞から分泌されるホルモンで、血管拡張作用があります。ところが、内臓脂肪型肥満になるとアディポネクチンの分泌が低下し、血管に動脈硬化が出現したり、糖尿病になる頻度が高くなるのです。

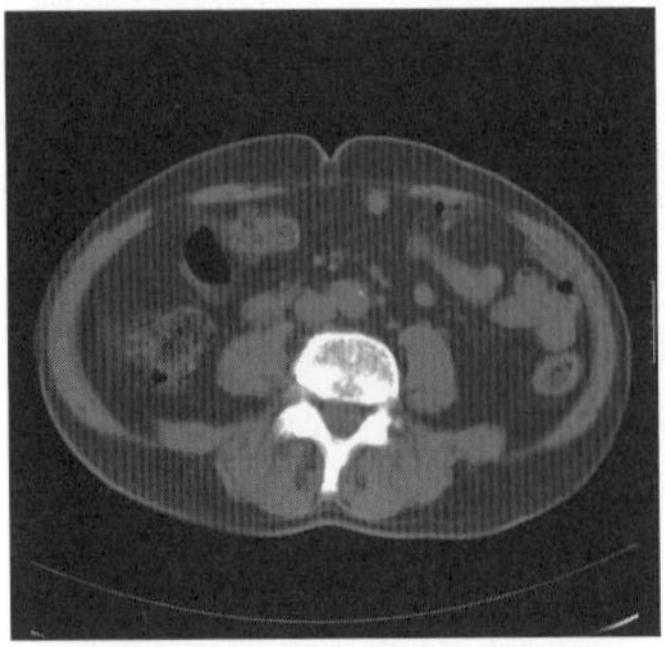

標準型

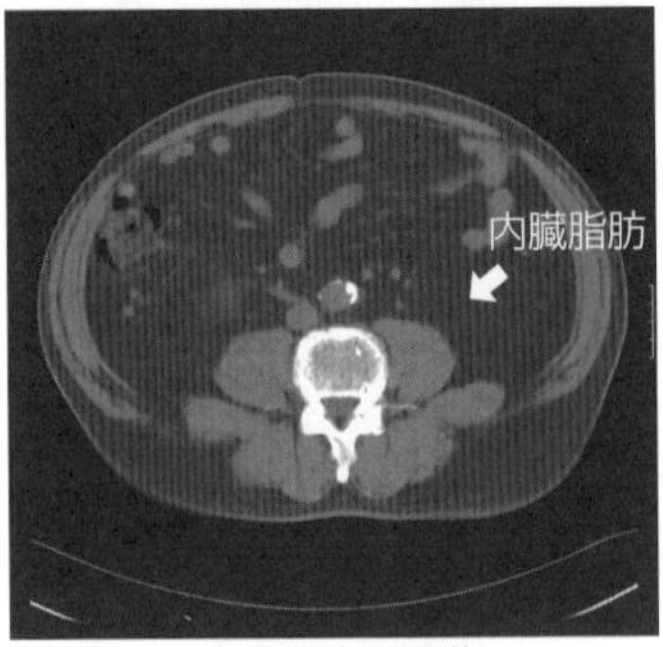

内臓脂肪型肥満

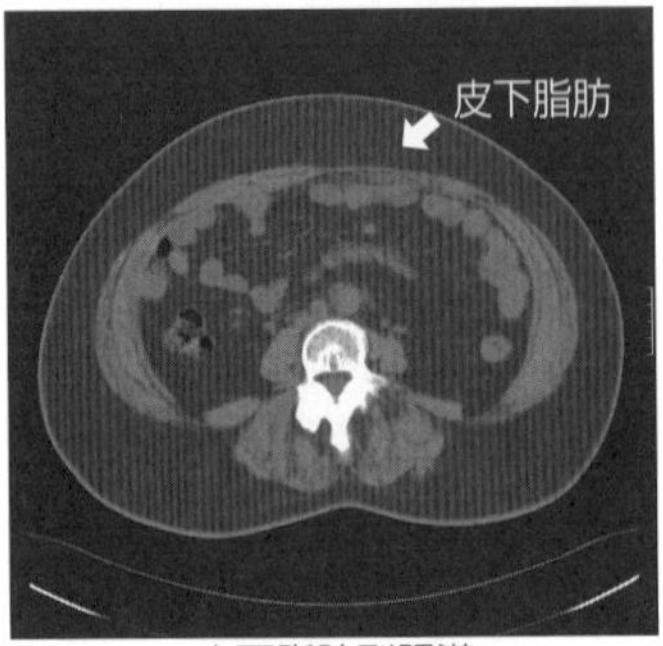

皮下脂肪型肥満

意外に多いカレーのカロリー

日本人が大変好きなカレー。実はこれが高脂血症や内臓肥満と関係があるといったら、驚かれるでしょうか。

インド人でもないわれわれが、毎日カレーを食べることもないと思いますが、カレーはたくさんの脂肪が使われている高カロリー食品です。とくにレストランや本格的なカレーを目指しておられる家庭では、大変多量の脂が使われております。カレーの中の具に、いかに牛肉や豚肉を使わずに、魚とかエビとか野菜を使っても、カレーのルーそのものにたくさんの脂肪が含まれているため、高カロリーとなり、高脂血症や肥満の大きな原因になっています。「インド人もびっくり」です。

カレールーには、脂肪の中でも「飽和脂肪酸」が、多く含まれており、これがコレステロールを上昇させるのです。飽和脂肪酸は、バターや肉などに豊富です。

また、外食の多い方にも、同様の問題が起こります。外での食事にはやはりカレーと同様多くの脂が使われており、とくに高カロリー食の多い肴をつまみながらお酒を飲むなどは、カロリーオーバーになりがちで、決して健康には良くありません。

食事に関して、

「十分注意している。ほとんど何も食べていないのにコレステロールが高い」

という方がよくいらっしゃいます。事実本当にそう思っておられるのでしょう。

大して肉類は取っていない、脂っこいものも取っていない。なのに、病院へ来て検査をすると、コレステロールが高い、中性脂肪が高いと言われて、思わずそういう言葉が出てしまうのだろうと思います。しかし、カレーのように、意外なところに、飽和脂肪酸やコレステロールの多い食事が潜んでおります。

好物に高カロリー食品が多いなら、自衛手段として具体的なカロリーを頭に入れておき、体重が増えてきたとき、それらを控えるようにするなど、コントロールの工夫が必要です。

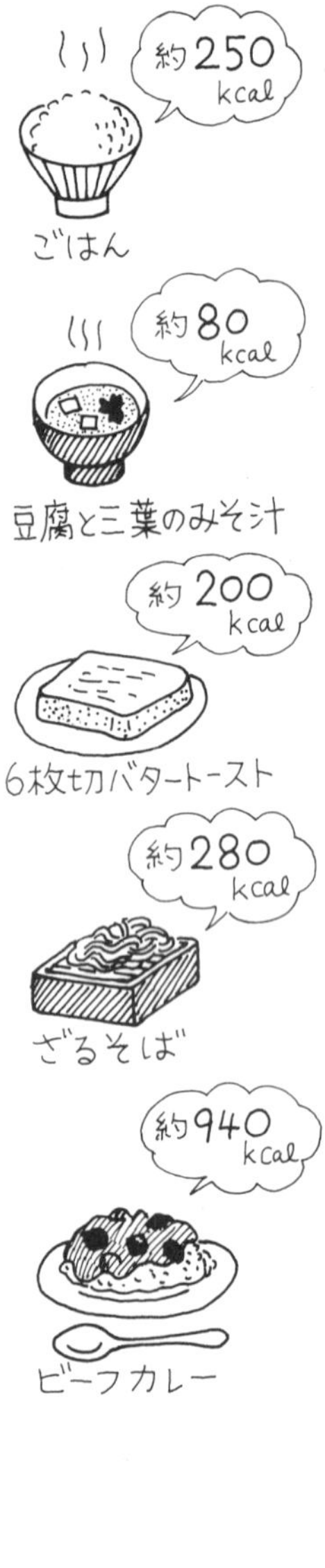
約250 kcal
ごはん
約80 kcal
豆腐と三葉のみそ汁
約200 kcal
6枚切バタートースト
約280 kcal
ざるそば
約940 kcal
ビーフカレー

第2章

太る、太るとき、太れば

あんさん、それはメタボリックシンドロームでんがな…

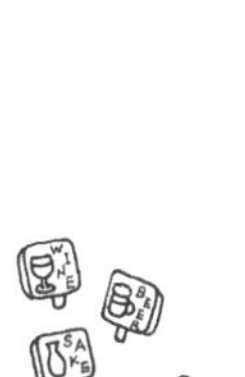

なんやそれ?

1. 高血圧にはわけがある

高血圧を引き起こすリスクファクター

高血圧の原因として、塩分と肥満について述べました。ここで、もう一度高血圧のリスクファクターをまとめておきましょう。

1. 加齢

年齢を重ねるとともに血圧が上昇するのは自然の摂理。五十代の方の50％、六十代の方の60％にも高血圧があると考えられています。「男性六十歳以上、女性六十五歳以上」という年齢は、高血圧のリスクファクターとなっています。

2. 遺伝的体質

家系的に血圧が高い場合があり、若年でも高血圧その他心臓病が発症することがあります。年齢もそうですが、自分でコントロールできるリスクファクターではないので、薬の助けを借りるなどして血圧をコントロールします。こんな方でも、運動と減塩は必要です。

3. 塩分

先述の通り、過剰な塩分摂取は血液中のナトリウム量を増やし、血圧を上昇させます。塩辛いものを好む方は、味付けの工夫が必要です。

4．運動不足・肥満

高カロリー食を摂り、どてっとして動かずにいると、必然的に肥満への道を歩みます。内臓脂肪型肥満は、高血圧のリスクファクターです。

このほか、たばこやアルコールなどの嗜好品や、糖尿病、高脂血症などの病気が血圧上昇に影響を及ぼします。

たばこと高血圧

喫煙が肺がんと密接にかかわることは、皆さんもご存じの通りですが、実は、たばこは心臓病とも深い関係があります。

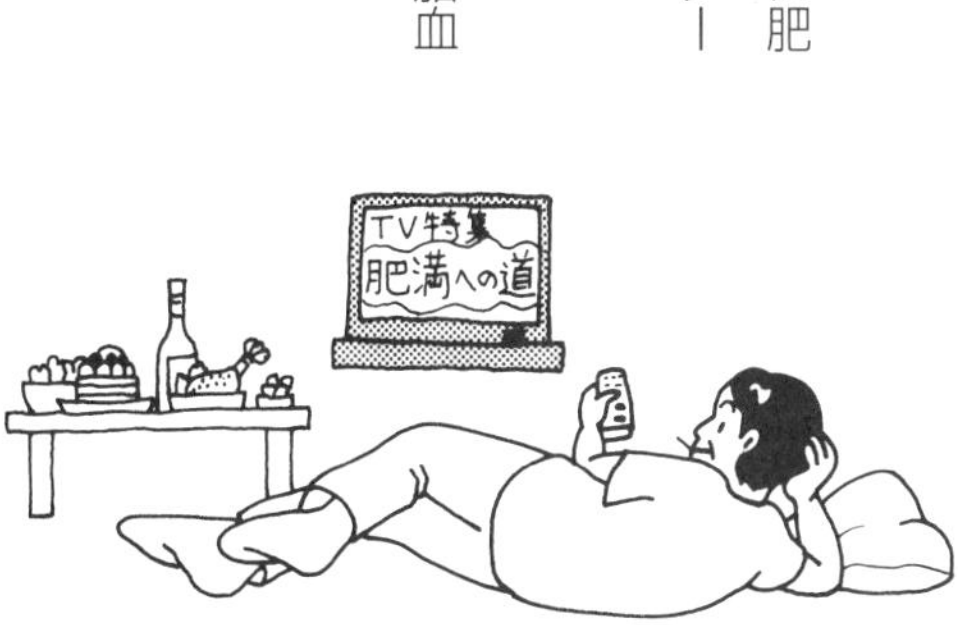

たばこの煙に含まれている約四千種類の物質のうち、ダイオキシンなどの発がん物質をはじめ、有害物質は約二百種類にも上ります。たばこを吸った直後に、一番急激に心臓や血管に変化を起こす物質がニコチンです。

ニコチンは、副腎皮質を刺激して、アドレナリンの一種であるカテコラミンを分離させて血液中に放出します。この結果、血管収縮、血圧上昇、心拍数増加が起きてきます。しかも喫煙にストレスが加わると、片方だけの場合に比べ、心拍数と収縮期血圧はさらに上昇します。

また、たばこの煙の中には4%程度の一酸化炭素（CO）が含まれており、血中のヘモグロビンと強力に結びついています。

ヘモグロビンは、本来、酸素を運搬するのが役目ですが、困ったことに一酸化炭素と結びつく力が酸素の二百倍もあるので、酸素運搬能力が低下して酸欠を引き起こし、運動する能力を表す「運動耐容能」が低下してしまうのです。この状態が慢性化し、たばこの本数が増えると、血液中のCO濃度も増加して赤血球が増える多血症などを引き起こします。

たばこを吸った直後ではなく、吸い続けた場合に体内に起こってくる変化には、血管内皮の働きの低下があり、血管が拡張しづらくなることから動脈硬化が起こりやすくなります。

慢性喫煙者ではこのほか、糖尿病の発症リスクも高まることが知られています。

一日ひと箱で心臓病リスクが2倍

米国で行われた五つの疫学研究を総括した発表では、一日ひと箱の喫煙をした場合、狭心症や心筋梗塞などの冠動脈疾患になる危険度は、吸わない人の2・5倍であったということです。

喫煙に高血圧と高コレステロール血症が加わりますと、十年間で18・9%の人が狭心症などを発症すると報告されています。

また、日本の研究でも、喫煙者が冠動脈疾患にかかり、死に至る確率は、吸わない人の1・7〜2・3倍とのデータが得られています。別のデータでは、一日の喫煙本数20本の男性で心臓病で死亡する危険性は、吸わない人の4・2倍、21本以上で7・4倍との結果から、喫煙が心臓病をはじめとするすべての循環器の病気に大き

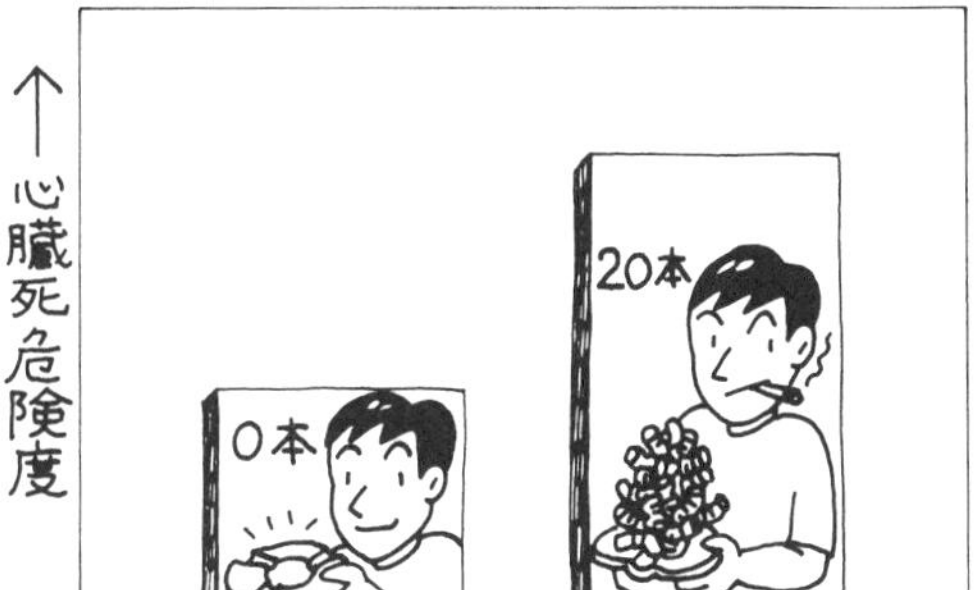

1日20本のたばこで心臓病危険度2倍

な影響を与えていることが知られています。

このことから、たばこは冠動脈疾患におけるきわめて重要なリスクファクターであるといえるのです。

吸わない人にも害のある煙

自分はたばこを吸わないから安全であると、いちがいにはいえません。誰かが吐き出したたばこの煙を吸っているだけでたばこを吸ったことになる「受動喫煙」も大きな問題です。同じくアメリカでの報告によると、受動喫煙した場合の家庭での心臓死のリスクは、受動喫煙しない人に比べて約30％上昇するということです。

大阪市立大学の循環器グループでは、心臓の冠状動脈の血流、また微小循環を測るという方法で、喫煙あるいは受動喫煙の影響を、ヒトで検討しました。これは図にありますように、ノンスモーカー（非喫煙者）の冠血流予備能を超音波のドップラー法を使って測定したものです。

「冠血流予備能」とは、むずかしい言葉ですが、心筋内のいろいろな小さな血管にどの程度

喫煙が心臓の血流におよぼす影響

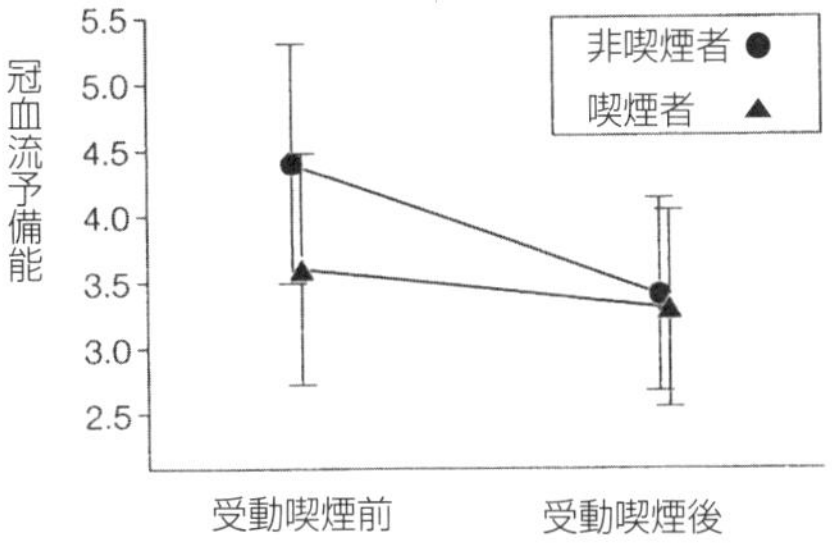

たばこを吸わない人の心臓の冠状動脈を流れる血液量は、受動喫煙前では喫煙者に比べきわめて高いが、受動喫煙後には大きく減少する。喫煙者では、ほとんど差がみられない。(数値は平均)*

血流が行きわたるかを示すもので、これが高いと、心臓に血液がよく流れて心筋のすみずみまで届くので、心臓が生き生きと動くことから、臨床的には重要な指標となっています。

われわれはこの方法を用いて、受動喫煙前後のデータを、喫煙者と非喫煙者とで測ってみました。

喫煙者の冠血流予備能がすでに落ちており、心筋の血液の流れが悪いことは証明済みです。これに対し非喫煙者は、受動喫煙の前は心筋の血流が大変良好です。それでも、病院などにある喫煙室で30分間たばこの煙を「受動喫煙」してもらいますと、部屋に入る前にはよかったはずの冠血流予備能が、出てきてもう一度測定すると、歴然と落ちてしまう。

つまり、受動喫煙で心筋の冠動脈血流が落ちて、血液がすみずみまで行かない状態になってくることが、ヒトで証明されたわけです。

喫煙者でも同様に、もともと悪かった冠血流予備能が、受動喫煙のあとでもやや落ちて、非喫煙者の受動喫煙後と同じような値になってしまうということです。

この研究でわかったことは、

1. 喫煙者はもともと冠血流予備能が落ちており、血液の流れが悪い。
2. 受動喫煙によって、非喫煙者も喫煙者と同じように冠血流予備能が下がる。

という2つの事実です。この論文は、米国の著名な医学雑誌JAMAに投稿して掲載されました。

ヒトでのたばこの害について、とくに冠動脈と冠動脈血流に対するデータをとったものとしては、初めての貴重な報告です。

* Otsuka R, et al. :Acute effects of passive smoking on the coronary circulation in healthy young adults. JAMA , 2001; 286: 436-441

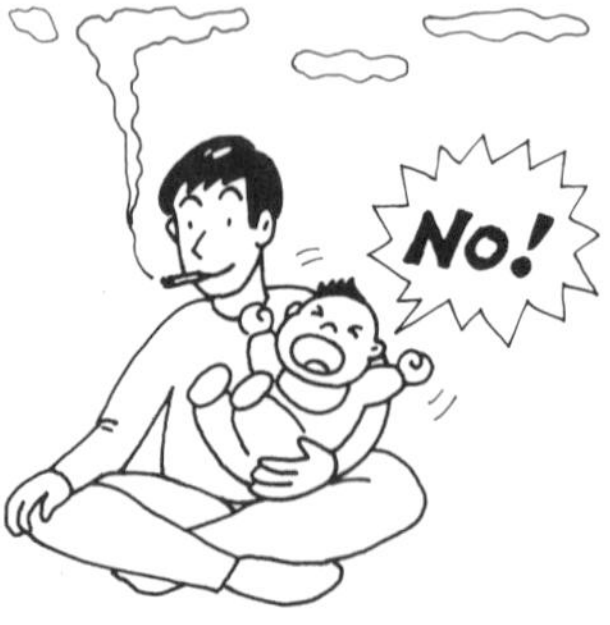

危険の大きい受動喫煙

アルコールと高血圧

毎日お酒を飲むと、血圧が上昇することがよく知られております。もちろん、アルコールには、血管拡張作用やリラックス効果があるため、グラスでワイン一杯程度ならば、「酒は百薬の長」で健康によいのですが、習慣的に大量に飲むと、まちがいなく血圧が上がります。

とくに男性では、飲酒は脳卒中（とくに脳出血）の重要なリスクファクターであり、「酒はほどほどに」を守る必要があります。

これにも日本高血圧学会の推奨値があり、一日のエタノール量として男性が20～30㎖以下、女性が10～20㎖以下が適量とされています。具体的には、瓶ビール大瓶1本（350㎖の缶ビール2本以内）、日本酒1合、ウイスキーならシングルで2杯、35度の焼酎なら3倍に薄めて

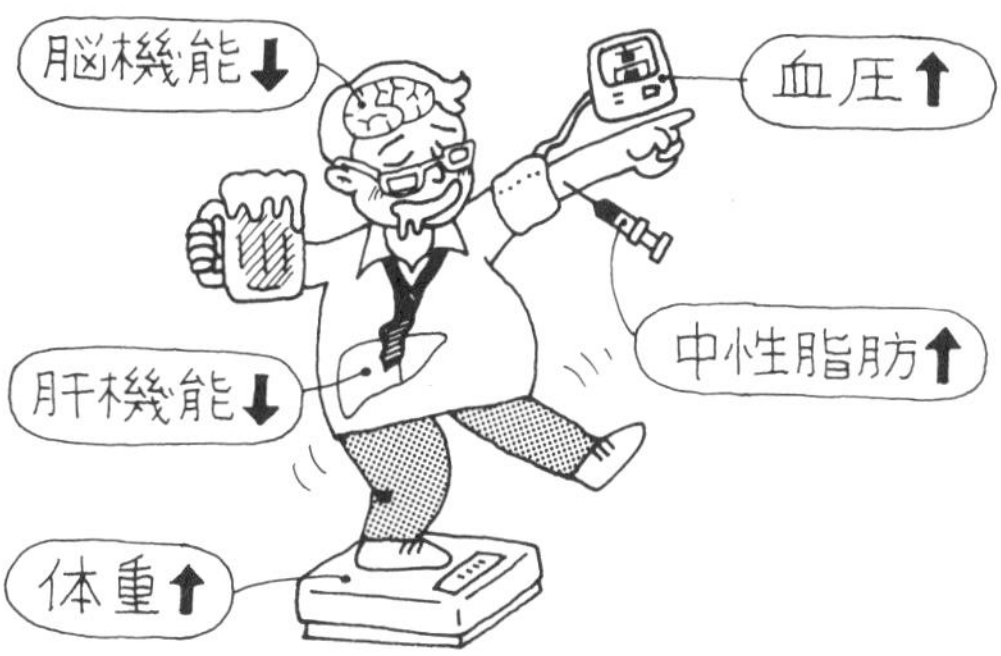

アルコールの悪い作用

コップ2杯、ワインならグラス2杯までです。

なぜこのような基準を設けているかというと、「エタノール量として一日約60グラム以上を5年以上連続して飲んだ場合、肝臓の障害や脳卒中、痛風、がんなどのリスクが高まる」[*]ことが知られているためです。

ドクターの中には、われわれのように、お酒に甘く、ついついお酒に関する注意がおろそかになりがちな人もいます。とにもかくにも、自分の適量は自分で把握しましょう。

*Ascherio A et al. : Prospective study of nutritional factors, blood pressure, and hypertension among US women. Hypertension, 1996; 27: 1065-1072

●ストレスと高血圧

科学のメスが入っていない領域ですが、誰しも経験的に血圧の上がりそうな状況を思い浮かべることができるでしょう。診察室で、どの程度患者さんの心の悩みを聞けるかはケースバイケースですが、長く通っている方などで、ふとしたきっかけから、その方の家庭内の問題や人間関係のストレスがあることがわかるものです。血圧が上がるほど辛抱していることのひとつやふたつ、長く生きていれば、人間誰しもあるでしょう。年のせいで怒りっぽくなることもよくあります。

心臓の動きなど、人間のからだの無意識の運動・反応は、自律神経に支配されていますが、急激な精神的ストレスが加わると、自律神経のうちの交感神経が刺激されます。交感神経が活発に働くと血圧は上昇しますので、ストレスが高血圧に及ぼす影響も充分に考えられます。

私（吉川）の友人は、私と同じ心臓病の医者ですが、心臓の不調を訴えて外来を受診した患者さんで、検査数値にとくに問題がみられない場合、その人には何らかのストレスがあるとにらんで、治療を心療内科的なものに切り替え、成果を上げています。患者さんをよく観察しているいい医者だと、尊敬しています。

以上、高血圧のリスクファクターについて説明しましたが、最近、高血圧を含めた、より複合的な症状が注目を集めています。それについて次にお話しましょう。

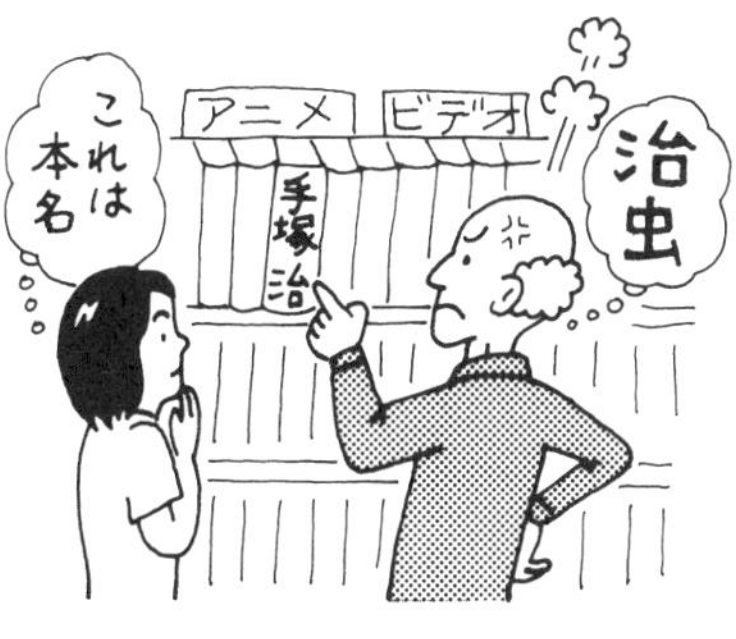

●太りすぎの許容範囲

「肥満遺伝子」なるものが一九九四年に発見されました。もともと肥満のリスクを先天的にもっている人が、食べ過ぎかつ運動不足ならば、当然太ります。俗に肥満の原因は「遺伝子3、環境7」といわれるように、生活習慣が肥満をつくるリスクファクターのようです。同時に肥満は、生活習慣病の諸悪の根源のように、高血圧、高脂血症、糖尿病のリスクファクターとして必ず登場してきます。

いったい肥満とは、科学的にどのような状態をさすのでしょう。

通常、肥満度は、ボディ・マス・インデックス（BMI）で示すことができ、「体重(kg)÷身長(m)÷身長(m)」で計算されます。

BMI22が標準体重とされ、25以上を、科学的に定義される「肥満」といいます。

BMIが25以上の方は、高血圧のリスクをもっているため、減量の必要があるということになります。日本肥満学会（http://wwwsoc.nii.ac.jp/jasso/）では、肥満のレベルを6段階に分類しています。

もうひとつのめやすは腹囲（へそのまわり）です。男性で85㎝、女性で90㎝以上の方は、内臓脂肪が過多についていることがはっきりわかっています。まず体重を減らし、この脂肪を取り除くだけで、さまざまな生活習慣病の予防改善ができます。

「メタボリックシンドローム」を知っていますか?

最近の日本人は、食事内容がどんどんよくなって、栄養過多から肥満、糖尿病、高脂血症などが増えてきております。これらが血管に好ましくない影響を与え、冠動脈疾患、脳血管障害などが増えつつあるというのが現状です。

さきほどから述べている内臓脂肪型肥満は、普通の体重の人よりも高脂血症、高血圧、糖尿病などが起こりやすいことが知られています。つまりこれは、肥満というひとつのリスクファクターのみならず、高血圧などといった別のリスクファクターが重複し

肥満の目安

BMI＜18.5	低体重
18.5≦BMI＜25.0	普通体重
25.0≦BMI＜30.0	肥満（1度）
30.0≦BMI＜35.0	肥満（2度）
35.0≦BMI＜40.0	肥満（3度）
40.0≦BMI	肥満（4度）

※日本肥満学会の基準

た状態なのです。

ひとりの人へのリスクファクターの重複は、従来、「死の四重奏」、「マルチプル・リスクファクター症候群（マルチプルとは多数の意）」などと呼ばれてきましたが、最近は「メタボリックシンドローム（metabolic syndrome）」という名前が定着しつつあります。

日本語に訳すと「代謝機能の異常」といった意味で、糖や脂質などの栄養素の取り込みや消費がうまくいかない状態のことです。高血圧や糖尿病が単独に存在するよりも、動脈硬化を引き起こすリスクがはるかに高いとして、深刻な問題となっています。

「脂肪」で「死亡」したのでは洒落になりません。すみやかに対策を講じるべきです。

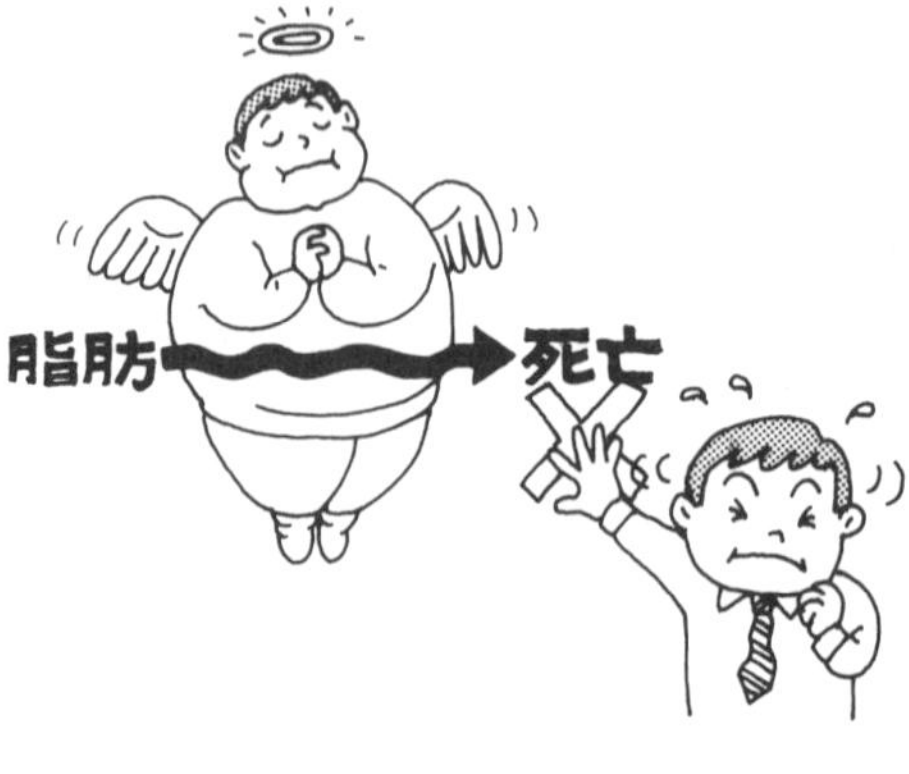

メタボリックシンドロームの予備軍は1400万人

二〇〇六年五月九日の新聞各紙に一斉に厚生労働省の「二〇〇四年国民健康・栄養調査」の結果が報道されています。初めて行ったメタボリックシンドロームの調査では、このメタボリックシンドロームが1300万人、予備軍は1400万人との結果で、私も正直驚きました。

不健康な生活による内臓肥満が、この日本でも確実に増加してきており、病気の欧米化が着実に進行しています。

この病気は最終的に心臓病や脳卒中を引き起こす大変恐ろしい病気ですが、根本的な悪は肥満、中でも内臓肥満です。したがって、この肥満を取り除けば、血圧も下がり、高脂血症もよくなり、血糖値も落ち着いてきます。

そのためには、運動と食事療法が必要です。ただ、言うは易し、行うは難しといったところでしょうか。今回の調査報告でも、運動習慣（1回30分以上の運動を週二日以上）のある人は男性で30％、女性で25％しかおらず、とくに男性の二十代から四十代では2割以下しか運動習慣がないという結果が報道されています。

今こそ、われわれ日本人はメタボリックシンドロームに立ち向かうべきです。

さあ、皆さん、運動と食事療法を始めませんか。

日本型メタボリックシンドロームの診断基準

メタボリックシンドロームの診断基準は、住友病院院長の松澤佑次先生が委員長となり、内科系の8つの学会*が強力して、日本独自のものがつくられました。

まず大前提となるのが内臓肥満です。内臓肥満とは、**へそまわりの周囲径が男性で85㎝以上、女性で90㎝以上**の場合をいいます。

それに加えて、次の3つのうち2つ以上を満たす場合、メタボリックシンドロームとされています。

1．中性脂肪が高い――血液中の中性脂肪が150㎎／dℓ以上。

または

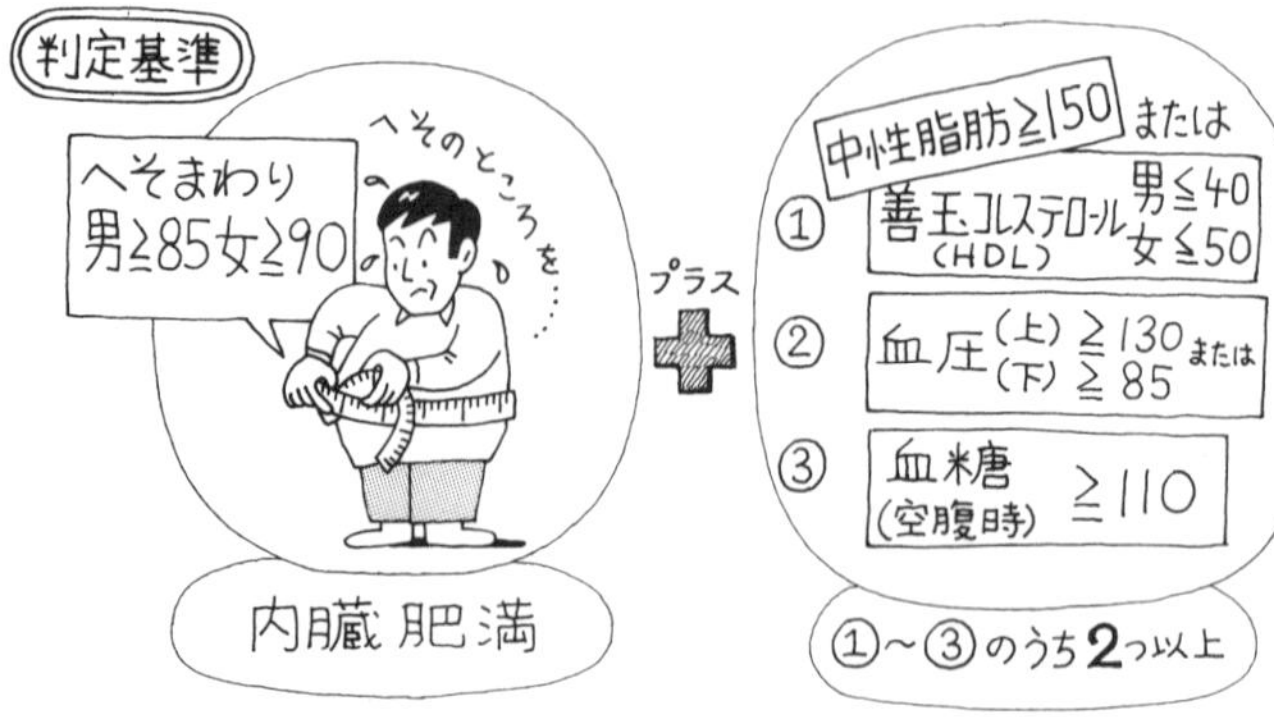

メタボリックシンドロームの判定基準

HDLコレステロールが低い――男性で40㎎／dl、女性で50㎎／dl以下

2．高血圧――収縮期130㎜Hgまたは拡張期85㎜Hg以上

3．空腹時の高血糖――110㎎／dl以上。

診療の現場では、なかなか3つを同時にもつ方にはお目にかからないのですが、「糖尿病で高血圧」などというケースは確実に増加傾向にあり、「1300万人」の報告を裏づけています。複数の検査値が同時にハイリスクになる状況は動脈硬化の大きな引き金でもあり、積極的にとりのぞくべきです。

CTで計測した内臓脂肪の面積が、おへそのまわりに100平方センチメートル以上存在すれば、内臓脂肪の蓄積が明らかであり、「肥満症」の診断名のもとに医学的に減量が必要であるとみなされます。なお、腹囲の数字については、今後の研究の進行で変わっていく可能性があると思われます。

心配な方は、一度主治医と相談されてCTを撮られたほうがよいと思います。女性では閉経後にメタボリックシンドロームが出現しはじめます。注意してください。

*8つの学会は、日本動脈硬化学会、日本糖尿病学会、日本高血圧学会、日本肥満学会、日本循環器学会、日本腎臓学会、日本血栓止血学会、日本内科学会

3. 食事を減らしてリスクを減らす

メタボリックシンドロームへの道

メタボリックシンドロームに陥りやすい人には、次のような生活習慣があります。

1. 過食——つい食べすぎる
2. 糖分の過剰摂取——甘いものをつい食べてしまう
3. お酒を飲む人が多い
4. タバコを吸う人が多い
5. 運動不足の人が多い

さらにメタボリックシンドロームに陥っている人は、食習慣にも共通した特徴があります。

1. 1回の食事に30分かからない
2. 満腹まで食べる
3. 間食が多い
4. 緑黄色野菜を食べない
5. 清涼飲料水、アイスクリームなどの甘い物、スナック菓子を好んで食べるこの五つの食習慣は、強い決意で断固として打破する必要があります。

まず、次のことを守ってください。

1．甘いものや動物性脂肪の摂取を減らす

2．食事はゆっくりよくかんで食べ、腹八分目にする

3．食物繊維の多い野菜、海藻、キノコを多く食べる

4．夕食は軽めに、寝る前には食べない

5．間食はやめ、飲酒を控えるか減らす

最大の特徴は**運動不足**です。ごちそうをたくさん食べて動かないと、当然太ります。

メタボリックシンドロームの治療と予防は、基本的に薬を必要としません。基本はあくまで食事療法、運動療法です。カロリーコントロールと運動の習慣を積極的にすすめていただきたいと思います。

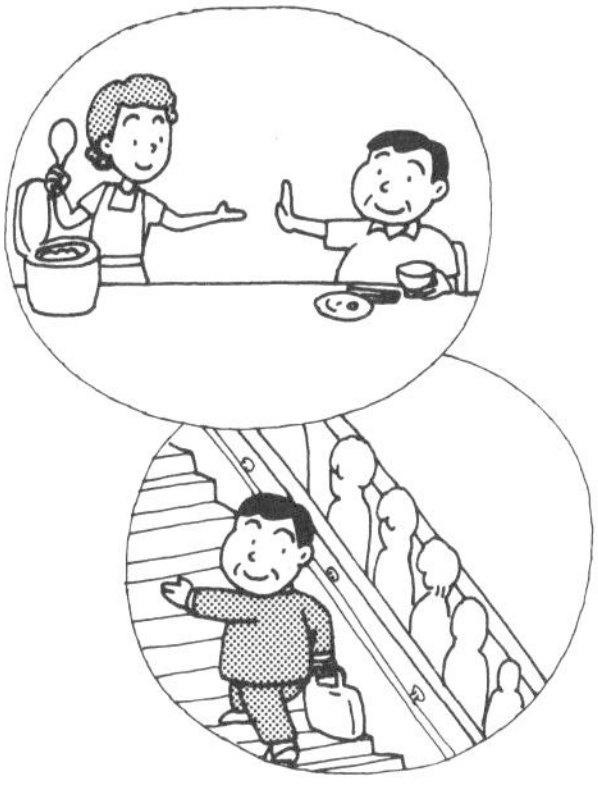

メタボリックシンドローム治療・予防の基本は食事制限と運動

一日のトータルカロリーを減らそう

肥満対策には「減量」しかありませんが、食べ物を制限されるのは誰しもつらいことであり、私の患者さんの口からよくこんな言葉が聞かれます。

「私はほとんど何も食べていないのに、体重は変わらないし、むしろ増える」

確かにそのような患者さんは、自分ではたくさん食べているつもりはないのでしょう。ただ、どこかで脂肪やカロリーが入っているのです。

事実を客観的に把握するため、朝、昼、夕食の内容と、間食やアルコール類について正直に記録してもらいますと、案の定たいていの方が相当のカロリーオーバーです。

3度の食事ではカロリーは適度に抑えているのに、男性では夕食時のお酒類とおつまみ、女性では一日数回（一回だけではないようです）の間食でとるお菓子やジュースなどの甘い物が犯人です。

人間のからだは、カロリーの摂取と消費を同時に行っています。それぞれの一日の身体活動に応じたカロリーが消費されているのと同時に、基礎代謝といって、じっとしているときにもエネルギー消費を行っています。

自然の摂理で、加齢とともに基礎代謝量が低下してくるため、若いときと同じように食べていては、カロリー収支で、貯金が増えてきます。

年齢とともに一日に必要とされるエネルギーが減るのに合わせて、トータルカロリーをコントロールしなければならないのは、当然すぎるほど当然のことです。

年齢と代謝の低下

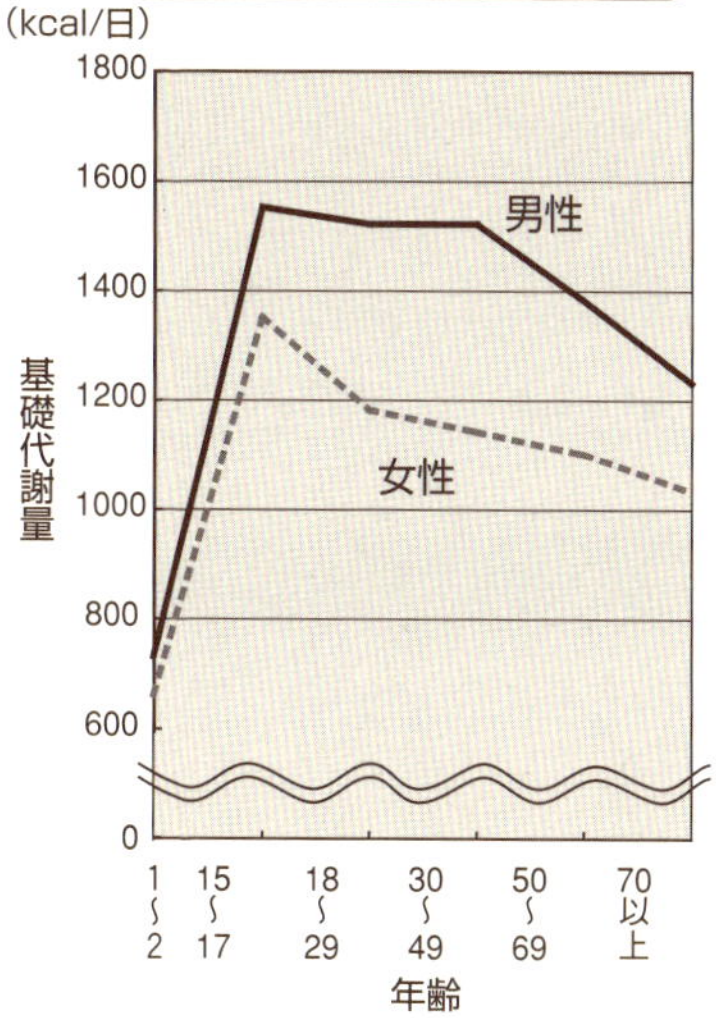

厚生労働省　日本人の食事摂取基準 2005 年版

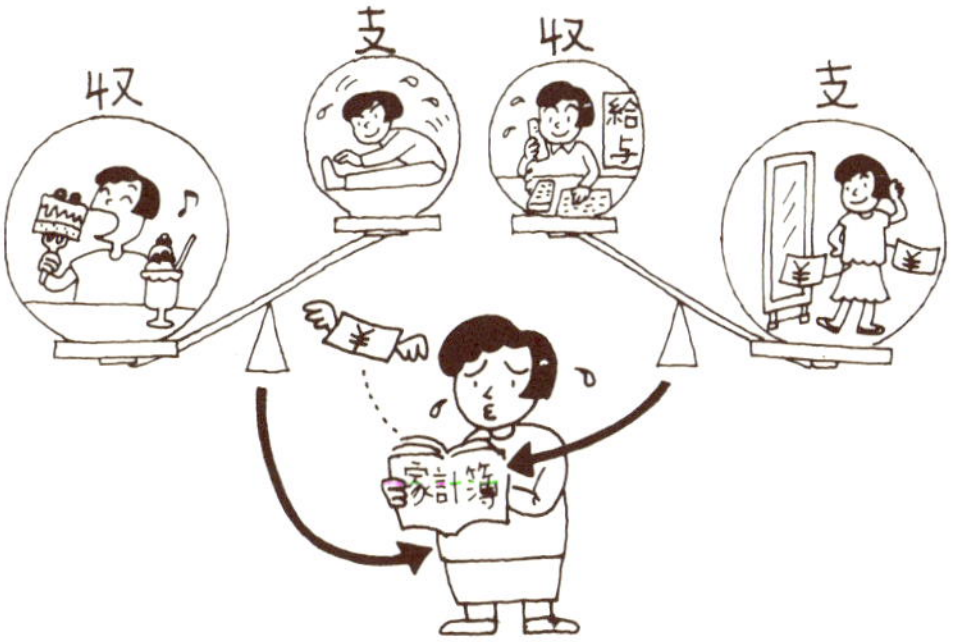

やせると下がる血圧

減量のメリットのなかでも、とくに血圧を下げる効果は有名で、体重が4～4・5キロ減ると、血圧低下が認められるという科学論文*が山ほどあります。

どのようにして体重を落とせばよいかは、きわめてシンプル。

一日のトータルのカロリーを減らす――これに尽きます。

要するに「食べない」か「食べる量を思いきって減らす」ことです。これ以外によい方法はありません。

ダイエット食品の広告のように、食べたいだけ食べてやせられる魔法のような方法はなく、食事量を少なくして、トータルのカロリーを減らすことが、減量につながります。この点を十分に考慮して、一日の食事の内容と献立を考える必要があります。

ポイントは、

○脂肪分を抑えてトータルカロリーを減らす

脂肪分が1グラムで9kcal、蛋白質と炭水化物が1グラムで4kcal。やはり脂肪分を抑えることが基本です。

○食事の量を思い切って少なくする。

今まで取っていた朝食、昼食、夕食の量をそれぞれを1としますと、いずれも半分ないし3分の2に抑える。もちろん間食は避け、アルコール分も抑える。これを忠実に実行していただきますと、体重は必ず減ります。

われわれも、外食の機会が多くて、体重はどうしても増えますが、そういう場合は、昼食をうどんですませたり、抜いたりして調節し、夕食の副食とアルコール類を抑えます。それで体重はスムーズに減ってきます。そういうことを繰り返しておりますが、やはり食事の量を抑える、入ってくるカロリーの量を抑えることが何といっても基本原則です。

＊ O'shaughnessy KM. : Role of Diet inHypertension Management. Curr Hypertens Rep. 2006; 8(4):292-7

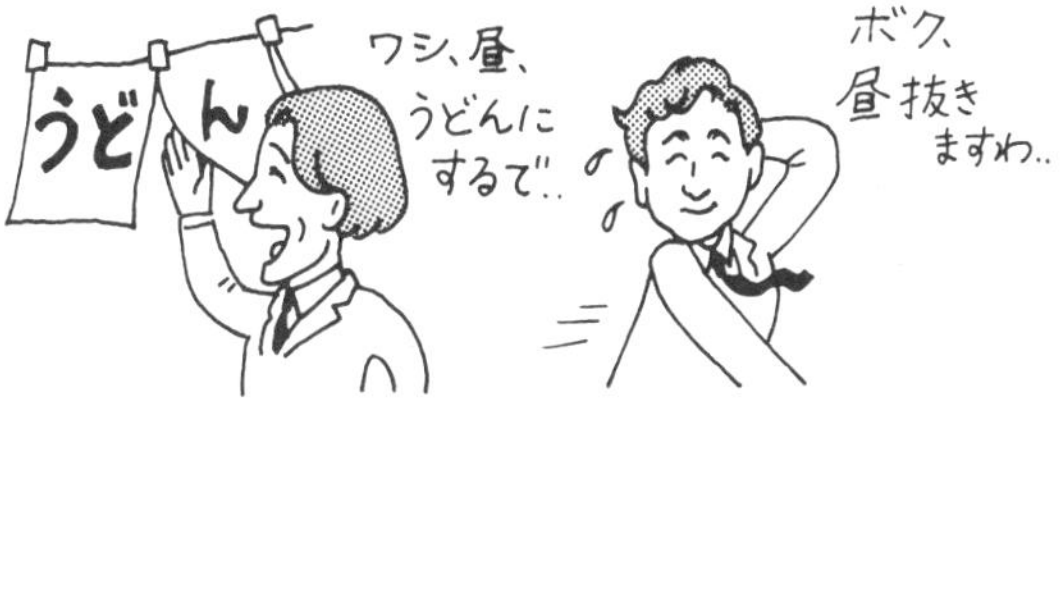
ボク、昼抜きますわ‥
ワシ、昼、うどんにするで‥
うどん

●野菜と果物のすすめ

食事の工夫のひとつとして、コレステロールや飽和脂肪酸の抑制とともに、野菜と果物を積極的に取ることが奨励されています。とくに最近、アメリカで行われているDASH*という研究では、「減塩ならびに野菜・果物の多い食事摂取」の臨床試験により、高血圧患者が野菜や果物で、はっきりと血圧が降下したことが報告されております。

今まであまり着目されておりませんでしたが、野菜や果物の中には、カルシウムとかマグネシウムやカリウム、植物繊維が多く、低脂肪乳製品にもカルシウムが多く含まれています。これらのもつ降圧効果が、人間の心臓にも血管にも好ましい影響を及ぼすのです。

さらに野菜や果物は飽和脂肪酸やコレステロールも少ないため、相乗的に血圧を下げ、そのほかのリスクファクターも減らすことができます。

ここで問題になるのが果物の糖分で、カロリーアップにつながらないよう、一日のトータルカロリーの中で野菜・果物の割合を増やすように心がけるとよいと思います。

とくに糖尿病や腎臓病の方は、カリウムを排泄する能力が落ちていますので、カリウムを多く摂ると、血液中のカリウムが増える高カリウム血症をきたす可能性があり、この点でも注意が必要です。
カリウム、マグネシウム、カルシウム、さらに植物繊維には、血圧上昇や動脈硬化を防ぐ働きだけでなく、がんを防ぐという嬉しい効果もあります。

*ＤＡＳＨは、Dietary Approaches to Stop Hpertension の頭文字。

野菜ジュースは2本飲むぐらいがよい

それでは、どの程度の量の野菜・果物を摂ればよいのでしょうか。一日に必要な野菜・果物の量は、一般的には一日３５０グラムと考えられており、最近では一日の必要量として３５０グラムの野菜が入ったジュースが発売されています。今日は少し野菜か果物が不足したと思われたら、そういうもので手軽に補うのもひとつの方法かもしれません。

ただ、このジュースを1本飲めば十分かといえば、科学的なデータはありません。ジュースの状態で一定期間保存することにより、何らかの変質は起こりえますし、吸収の問題もあろうかと思います。したがって、1本ではなく2本飲んでおけば、ある程度、野菜本来の効果が期待できるのではと考えています。私も野菜ジュースを毎日2本ぐらい飲んでいます。

余談ですが、五十代という比較的若い時期に、大腸がんになられた心臓病の大家がおられました。私の心臓病の師で、その先生の影響を受けた方が、たくさん日本の医療現場で活躍しています。

その先生は大の野菜嫌いで有名で、誰しも野菜不足が大腸がんにつながったのではないかと、当時は考えました（野菜不足と大腸がんの関係は、現在明らかでないようです）。

先生の野菜嫌いは奥様にも頭痛の種であり、まさに良妻賢母で聡明な奥様は、無理に野菜を勧めるよりもと、常に食卓に野菜代わりの果物を十分に用意され、とくに糖分が少なめでカロリーの少なめの果物を選んでおられました。

術後、もう二十年以上経過しましたが、もちろんがんの再発はなく、お元気で昨年喜寿をお祝いすることができました。

「専門家は野菜を摂りなさい、摂りなさいと勧めるが、野菜なしでも人間はちゃんと生きられるよ」

が、先生の口癖です。もちろん、これは奥様の陰のご苦労・

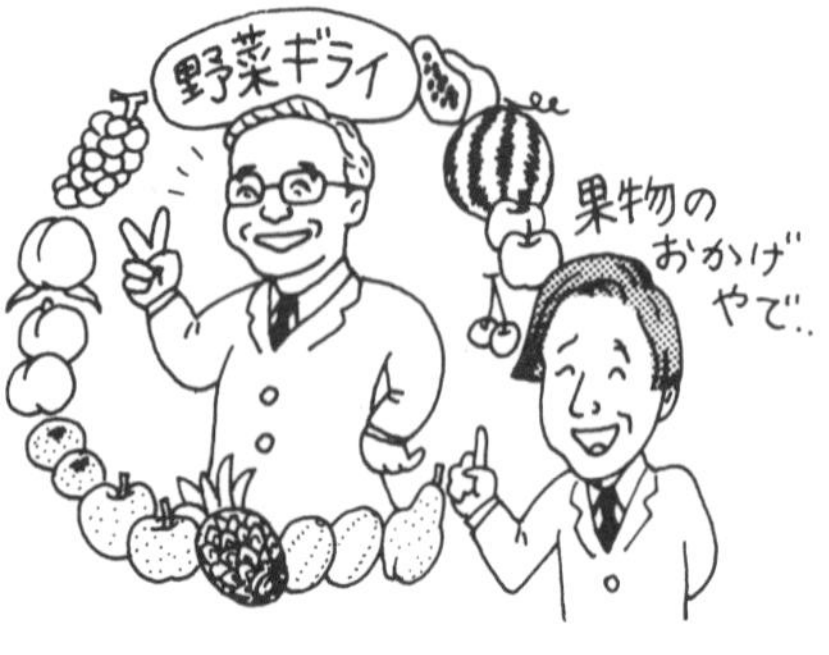

努力があればこそのストーリーです。

アルコールとカロリー

さきほど習慣的飲酒が血圧上昇につながることをお話ししましたが、アルコールで気をつけなければならないもうひとつのものが、カロリーです。アルコールは1グラム当たり7kcalがあります。

アルコールを飲むと、アルコールのカロリーが通常の食事摂取カロリーに加わり、一日のトータルカロリーがアップし、体重も自然と増えていきます。アルコールが好きな方は、意識しないうちにたくさんカロリーを摂って太る傾向にあり、血圧も高い方が多いということになります。

一日に飲んでよい体に悪くないアルコールの量は、エタノール換算で男性では一日20〜30cc(日本酒で1合前後、ビール大瓶1本)、女性では少し下がって10〜20ccだといわれております。

アルコールのカロリー

		kcal
ビール	1缶(350ml)	140
発泡酒	1缶(350ml)	160
日本酒	1合(180ml)	190
ワイン	グラス1杯(60ml)	44
紹興酒	グラス1杯(60ml)	76
うめ酒	グラス1杯(60ml)	94
しょうちゅう乙類	1合(180ml)	370
しょうちゅう甲類	1合(180ml)	265
ウイスキー(ウォッカ、ジン、ブランデー、ラムも同じ)	グラス1杯(45ml)	107

厚生労働省　五訂日本食品標準成分表

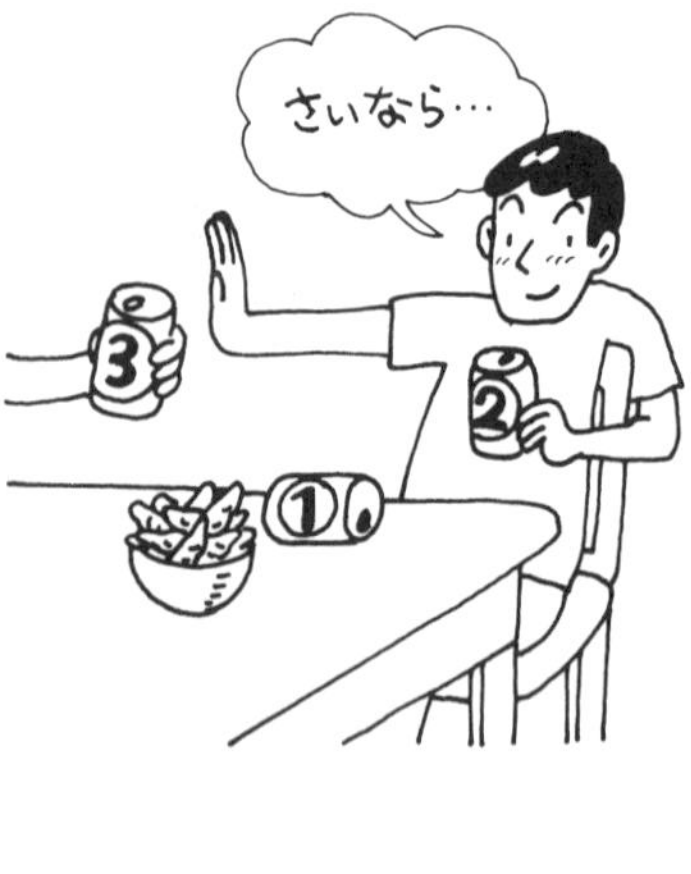

夢のやせ薬はない

いわゆるダイエット食を取りながら減量しようというような試みがなきにしもあらずといったところですが、これにはいろいろ問題があります。

ダイエット健康食品や民間療法の中には、ある程度その効果が認められているものもあります。しかし実際その大部分は商業的なものであり、効果の怪しいものばかりです。怪しいだけでなく時には病気になり命さえ落としかねません。中国から輸入のやせ薬で肝障害、死亡例がでたのは記憶に新しい出来事です。

これらの宣伝文句には、自然だから、天然だから、などといって副作用を心配しなくてよいような記述がみられます。しかし、健康食品や民間療法も、決して安全とはいえません。医薬品と異なり、副作用の報告義務もなく、成分の保証もないため、いろいろな不純物が含まれていたり、表示されていない成分が加えられていたりする可能性もあります。民間療法の中には、極端な食事制限やある一定の食品を摂らないように指導する場合があります。

夢のようなやせ薬はありません。効果が劇的であればあるほど、要注意です。マスコミ報道はしばしば大げさで必ずしも正しいとは限りません。

専門家は、誤解がないように言葉を慎重に選び、あえてあいまいな言葉を使ったり、さらには、よいことばかりではなく、問題点も上げることが多いのですが、マスコミ情報は都合よく編集されていることがあります。

よく芸能人がテレビや雑誌、本で自分のダイエット法を紹介していますが、他人の方法がそのまま自分にも当てはまると考えるのは早計です。

ダイエットの基本はあくまでもカロリー制限と運動です。現時点では薬でやせようとは絶対思わないことです。

危険なダイエットピル

ダイエットに用いられる錠剤などを米国ではダイエットピルと呼んでいるそうです。米国では肥満は重大な問題であり、オレスタット（脂肪の消化酵素阻害剤）、シブトラミン（食欲抑制剤＋代謝促進剤）などが医薬品として使用されています。しかし、その他にも数多くのダイエットピルが流通しているようです。

古今東西、どこでも共通しているのが若い女性の痩身願望です。それほど太っていないのに、モデルなみにやせたいと思い、ダイエットピルを飲む。「fen-phen」と呼ばれる食欲抑制剤が肥満治療に用いられていたことがありましたが、副作用としてまれに肺高血圧症があり、若い女性の死亡例もあります。その後、かなりの頻度で心臓の弁膜異常をきたすことが明らかになり、この薬剤は製造中止になりました。

しかし、それ以外にも危険なダイエットピルはまだまだあります。最近は、インターネットを通じて個人輸入や輸入代行により米国のダイエットピルが手に入ります。私たちはダイエットピルの危険性について十分知っておく必要があると思います。極端な食事制限も長続きせず逆効果です。時間をかけてゆっくりとやせるようにしましょう。また、体の調子が悪くなればすぐに医師に相談しましょう。

繰り返しますが、夢のような方法、薬はありません。

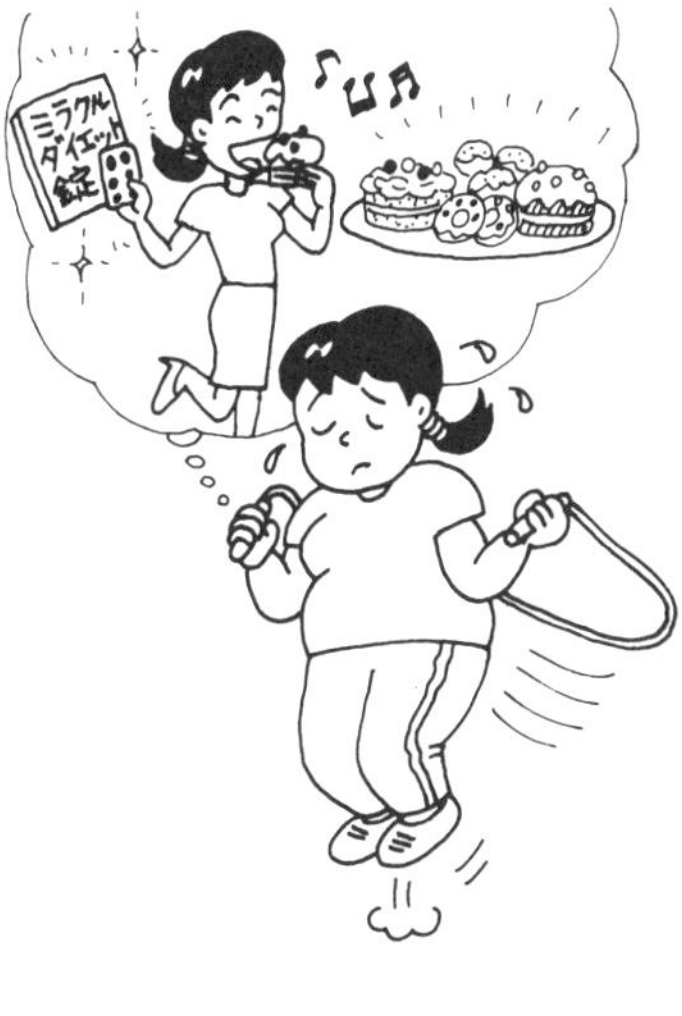

4. 暮らしの中で運動を

医学的に見た有酸素運動のメリット

医学的には、身体の活動度が高いほど肥満が少なく、コレステロールも適正、心臓や血管の病気のリスクファクターが少ないというのが常識です。すなわち、**運動は種々のリスクファクター解消の突破口**だといえます。

血圧などの検査数値に異常が認められる人は、運動療法を実施するにあたっては必ず医師に相談し、心臓病の既往があったり、腎臓に問題がある場合、激しい運動を避け、運動量と頻度も無理のない範囲に設定することが必要です。心拍数に影響を与えるベータ遮断薬などの薬を飲み続けているときも、要注意です。

運動は、大きく有酸素運動と無酸素運動（レジスタンス運動）の2つに分類できます。運動時には、血液中の糖分や脂肪組織から分解した遊離脂肪酸が筋肉で燃焼されますが、このとき十分に酸素があると、**脂肪を有効に燃やす**ことができます。

有酸素運動は大きな筋肉をリズミカルに動かすもので、代表的なものに、ウォーキング、ジョギング、サイクリング、水泳、エアロビクスなどの全身運動があります。

これに対し、息切れするほど激しい無酸素運動は、筋肉に蓄えられたグリコーゲンが急速に分解され、乳酸が大量に発生し、あまり糖や脂肪を燃焼させる効果は期待はできません。しかし近年は、有酸素運動の効果をより高めるために、最低限の筋力、筋量が必要と考えられており、筋力や持久力を上昇させる無酸素運動を有効に組み合わせる方法もとられています。

具体的な運動のメリットは、下記の通りです。

1. 内臓脂肪が減る
2. 血糖値が下がる
3. 血圧が下がる（交感神経に代わって副交感神経が働くため）
4. 血液中の脂質が減る
5. 血管の年齢が若くなる（内皮機能が向上するため）

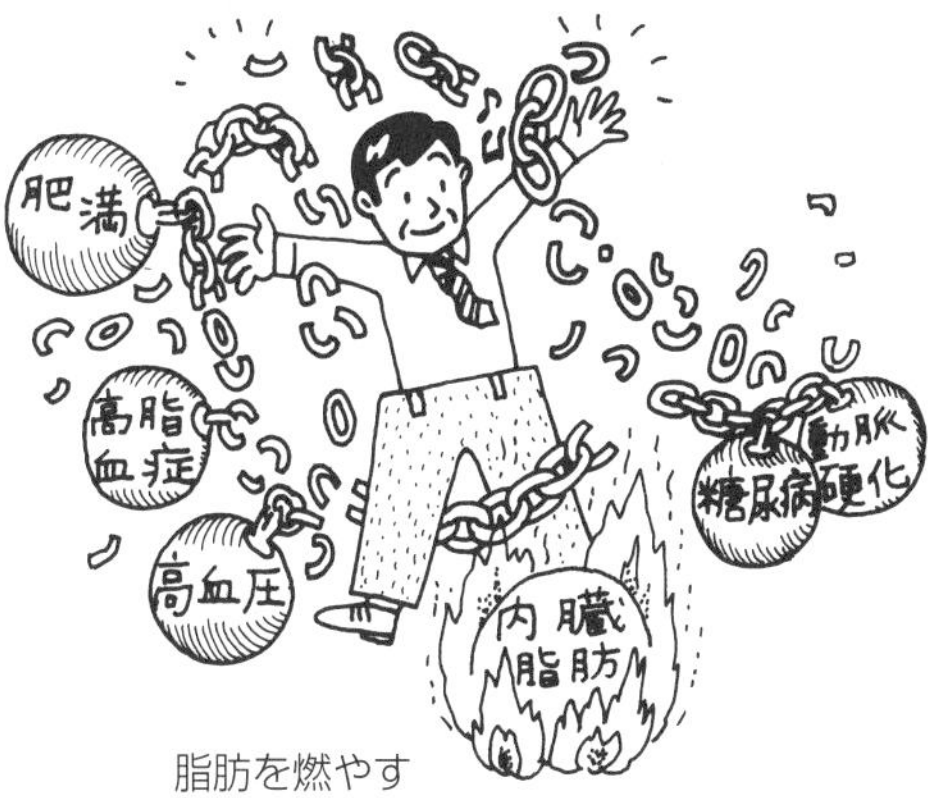

脂肪を燃やす

6．尿酸値が下がる

内臓脂肪が減って肥満が解消しただけで、脂肪の呪縛から解き放たれたように、高脂血症、高血圧、糖尿病がどんどん改善されていきます。とくに糖尿病においては、飲み薬やインスリンに加えて、運動療法は欠かすことのできない重要な治療法のひとつとなっています。

運動療法を続けると、十週間ぐらいで約半数の人が収縮期で20㎜Hg以上、拡張期で10㎜Hg以上、血圧が下がるというデータもあります。*また、狭心症などの患者さんの死亡率を20〜25％低下させることも可能です。

＊斎藤宗靖・運動療法、「心臓病の外来診療」医学書院、二〇〇四年、321〜322

「30分以上、週3回」の定期的運動を習慣に

肥満解消には、1回30分以上の有酸素運動を週3回以上行うと効果的です。アメリカ心臓協会（AHA）では、「最高心拍数の50〜70％の運動強度、最高酸素摂取量の40〜60％の運動強度を推奨すると」記載されています。最高心拍数は通常220から年齢を引いて算出され、これをもとにして目標とする運動強度を求める式にあてはめます。

50％の運動強度の場合の心拍数は（最大心拍数－安静時心拍数）×0・5＋安静時心拍数で求めることができますが、ここまで厳密にしなくても、軽く息がはずみ、「ややつらい」と感じるものが中等度だと考えて問題ありません。

体力年代が六十歳以上なら、脈拍110程度が中等度の目安となります。体力年代は、附録の表で確認してください。

中等度の運動強度ならば30分以上、激しい運動ならば20分行うと効果がありますが、実際は、10分程度の細切れの運動をこつこつ積み重ねても、持続的な運動と同等の減量効果がありま す。何より手軽に実行できると続けられる気がして、気持ちも楽になるではありませんか。

運動のうれしい副産物

こんなふうに意識的に運動を心がけていると、メタボリックシンドロームからの脱却以外にも、うれしい副産物が得られます。

1．日常生活の運動能力が上がる

最大酸素摂取量という運動能力の指標があり、運動療法によって15～25％増加します。酸素を摂取する能力が上がるので、普通の生活の中で、今までつらく感じられた運動がもっともっと楽にできるようになります。

2．呼吸機能が高まる

心臓病の特徴のひとつ、階段を上るときなどの息苦しさは、骨格筋を使う運動療法が呼吸筋の機能も改善させるため、肺の換気機能が改善します。

3．代謝がアップする

運動を続けていると脂肪が減って筋肉量が増えてきます。筋力トレーニングを定期的に行っている人は、一日200kcalほど基礎代謝量が増えます。200kcalはジョギング20分と同じ運動量に相当し、運動していない人と比べ、何もしないときの消費エネルギーを増やす効果があります。

4．健康への意欲が高まる

これは運動が心に及ぼす最大の効果で、自然と食事にも十分気をつけるようになり、ますます効果が高まります。

リスクファクター排除に、運動が絶大なる効果を上げることがおわかりいただけたと思います。

「一日30分以上」や「週3回」などにこだわらず、それ以下でも毎日時間をみつけて、ぼちぼち行うことが大切です。一回の持続時間が最低10分間あれば、それを繰り返して有効にカロリーを消費することができます。

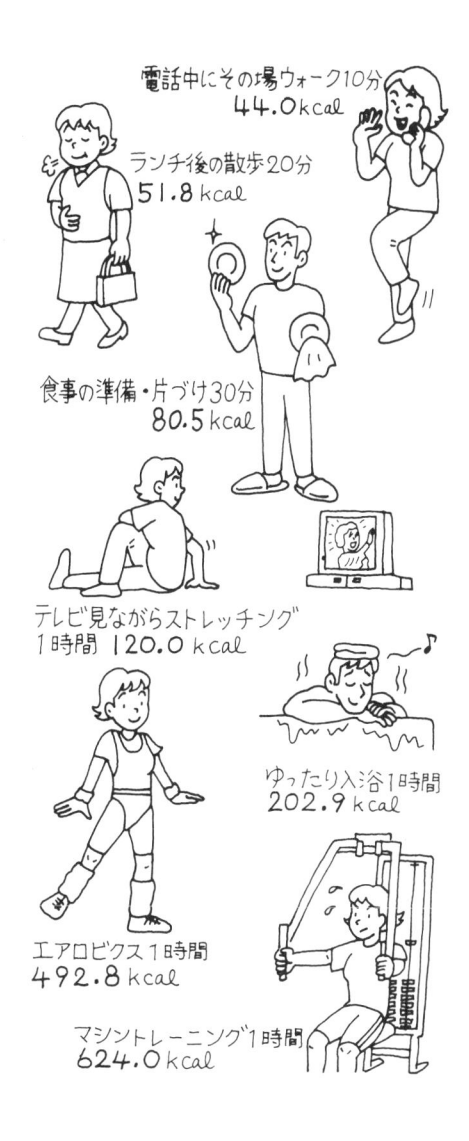

電話中にその場ウォーク10分
44.0kcal
ランチ後の散歩20分
51.8kcal
食事の準備・片づけ30分
80.5kcal
テレビ見ながらストレッチング
1時間 120.0kcal
ゆったり入浴1時間
202.9kcal
エアロビクス1時間
492.8kcal
マシントレーニング1時間
624.0kcal

忙しい人は、シンプルに歩こう

週3回の運動を続けていくのは、言うは易し行うは難し。プールやジムといっても、時間もない、お金もないということになりかねません。そうなると、われわれの基本的な行動の中にある「歩く」という運動を基本に置く方法が最も現実的です。

消費カロリーを考えると、願わくは少し速めに歩くことが必要です。人間は、およそ1kmを移動すると、自分の体重分のカロリーを消費するので、体重70kgの人が2km歩けば140kcalを消費することになります。

健康的な減量には一日約300kcalの消費を継続するのがよく、万歩計で1万歩が目標です。毎日実行すると、一週間のカロリー消費量は、体重60kgの場合1450kcal、70kgの場合、1700kcalに相当します。体重1kgの増減に必要なカロリーは7200kcal。何となく具体的に計算できそうですね。

ウォーキングの効果には大変素晴らしい実例があります。兵庫県尼崎市の保健師さんの取り組みがそれです。

尼崎市役所では、一九九四〜二〇〇〇年までの間、毎年心筋梗塞による職員の突然死が多かったそうです。亡くなった方たちの過去の健診データを調べたところ、ほとんどに高血糖・高血圧・高中性脂肪あるいはリスクファクターの重複が存在したことがわかりました。

この元凶である内臓脂肪打倒のため、尼崎市では、リスクのある職員に積極的にウォーキングを奨励し、以来六年間心筋梗塞による突然死をゼロのまま維持しているとのことです。まことに勇気づけられる話です。

ですから、毎日の行動パターンの中で、とにかく歩く。できるだけ歩く。それもちょっと速めに歩く。これがベストです。

通勤時は、一駅前で電車を下りて一駅の間、少し早足で勤め先まで歩くのもいい方法です。ランチのあとに軽く散歩する。駅でも階段を上り降りする。

オフィスが入っているビルでも、エレベーターやエスカレーターを使わないで、歩いて階段を上がる、歩いて階段を下りる。4階から7階くらいなら、最近は習慣にしている人も増えてきました。「オフィスは20階です」という方は、そのうちの10階なり7階なりの分だけ毎日上がって下りると決められたらいいと思います。とにかく、エレベーター、エスカレーターは最低限の使用にとどめる。

30分以上の散歩――近所に散歩ルートを見つけて、土曜日、日曜日のどちらかは散歩に出ると決める。

　こんな一見何でもないようなことが大きな効果を上げるのは、そもそも太る過程で、何気ない自分の生活習慣に無頓着だったことと、みごとに呼応しているようにも見えます。ものごとの本質は、案外単純なものです。

運動を3つ、4つと数える方法

　厚生労働省が今年7月に発表した「健康づくりのための運動指針2006」によると、約20分の犬の散歩一回で、一日に必要な望ましい運動量の三分の一が達成できるとのことです。主婦の方ですと、これに床掃除20分、庭いじり20分を組み合わせると、一日分の運動必要量をクリアすることができます。

　これは、身体活動を「1つ」「2つ」と数える方法で、座って1時間安静にしている時（これを1METs*の運動量と呼び

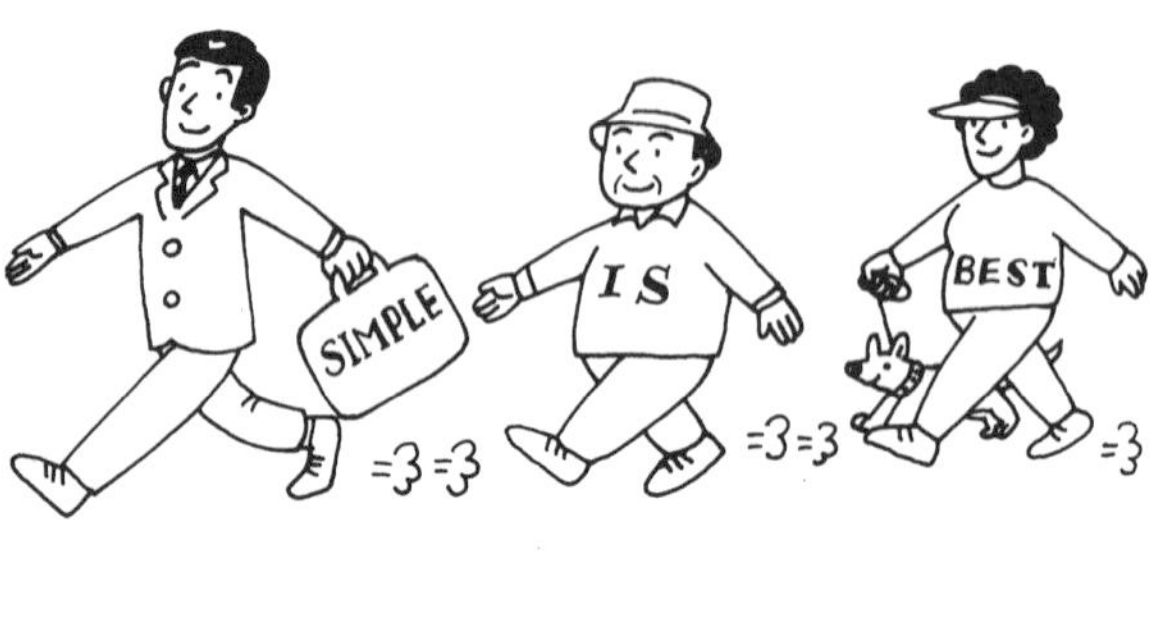

1個の身体活動・運動ってどれくらい？

身体活動		運動	
歩行（買物、通勤）	20分	速歩	15分
床掃除	20分	自転車	15分
洗車	20分	柔軟体操	15分
物を運ぶ	20分	エアロビクス	10分
子どもと遊ぶ	20分	水泳	10分
階段を昇る	5分		
階段を降りる	20分		

厚生労働省　健康づくりのための運動指針 2006

ます）の3倍のエネルギー消費に相当する運動所要量1個と定めました。つまり、運動1個は3METsに相当します。

「一日一万歩」を活動量の目やすとするこの指針では、ライフスタイルに合わせて身体活動や運動を「1個」「2個」と数え、「一日3個の身体活動、週に4個の運動」を推奨しています。

身体活動とは、日常生活における労働、家事、通勤、通学などの活動で、いろいろな事情で運動が行えない場合でも、日常生活で積極的に体を動かすことで生活習慣病が予防できるのです。運動3個のエネルギー消費は、約6000歩の歩行と同じなので、日常生活のなかで自然に歩く2000歩～4000歩とあわせると、一日1万歩相当の運動ができるというわけです。

細かいカロリー計算が苦手な方には、この方法はまことに簡単です。是非参考になさってください。

*METs(metabolic equivalent)

ドクター吉川と犬の散歩

毎日運動を継続すると言っても、なかなかむずかしいものです。そんな方には、「犬を飼うといいですよ」とおすすめしています。犬の散歩を日課にすれば、いやでも運動する習慣がつきます。

わが家でも、8カ月前から犬を飼うようになり、私もほとんど毎日散歩に連れていきます。仕事で遅い時間に帰宅したときも、犬は散歩を待っております。犬の名前は「悟空」といいます。黒毛の柴犬です。娘夫婦が買って、サンフランシスコへ連れて行っておりましたので立派な留学経験犬です。日本固有の犬ということで米国では大変もてたようです。そのため天狗になっているせいか「悟空」はめったにワンワンと鳴きませんし、尻尾も振りません。まことにえらそうな犬です。しかし、夜の11時でも12時でも「散歩に行くぞ」というと、ぱっと飛び起きてうれしそうに夜の町に出かけます。

私の家は高台にあり、便利は大変悪いのですが、神戸～大阪の夜景がとってもきれいです。家の後方はすぐ六甲山です。関西空港も神戸空港も見えます。約40～50分で4000～5000歩の散歩です。「悟空」と"二人"で、途中の丘で神戸の夜景を見おろすと、一日の疲れもとれます。

冬には猪に4～5日に1回のペースで遭遇します。しかし、問題はありません。われわれを見ると猪の方が一目散に逃げていきます。「悟空」の威力でしょうか。たいしたものです。

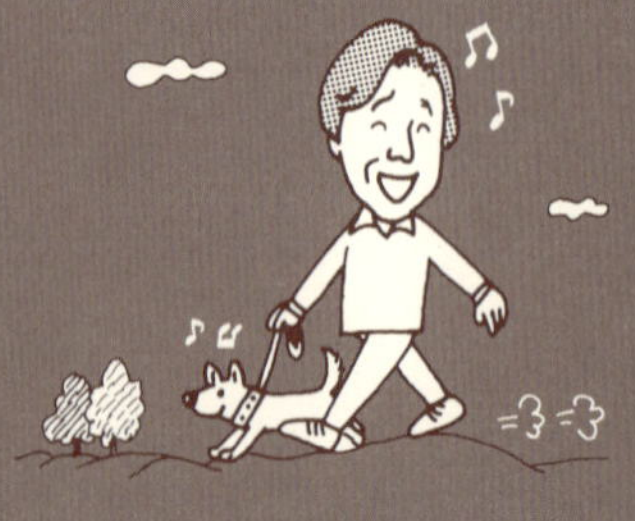

第3章

もしも病気といわれても

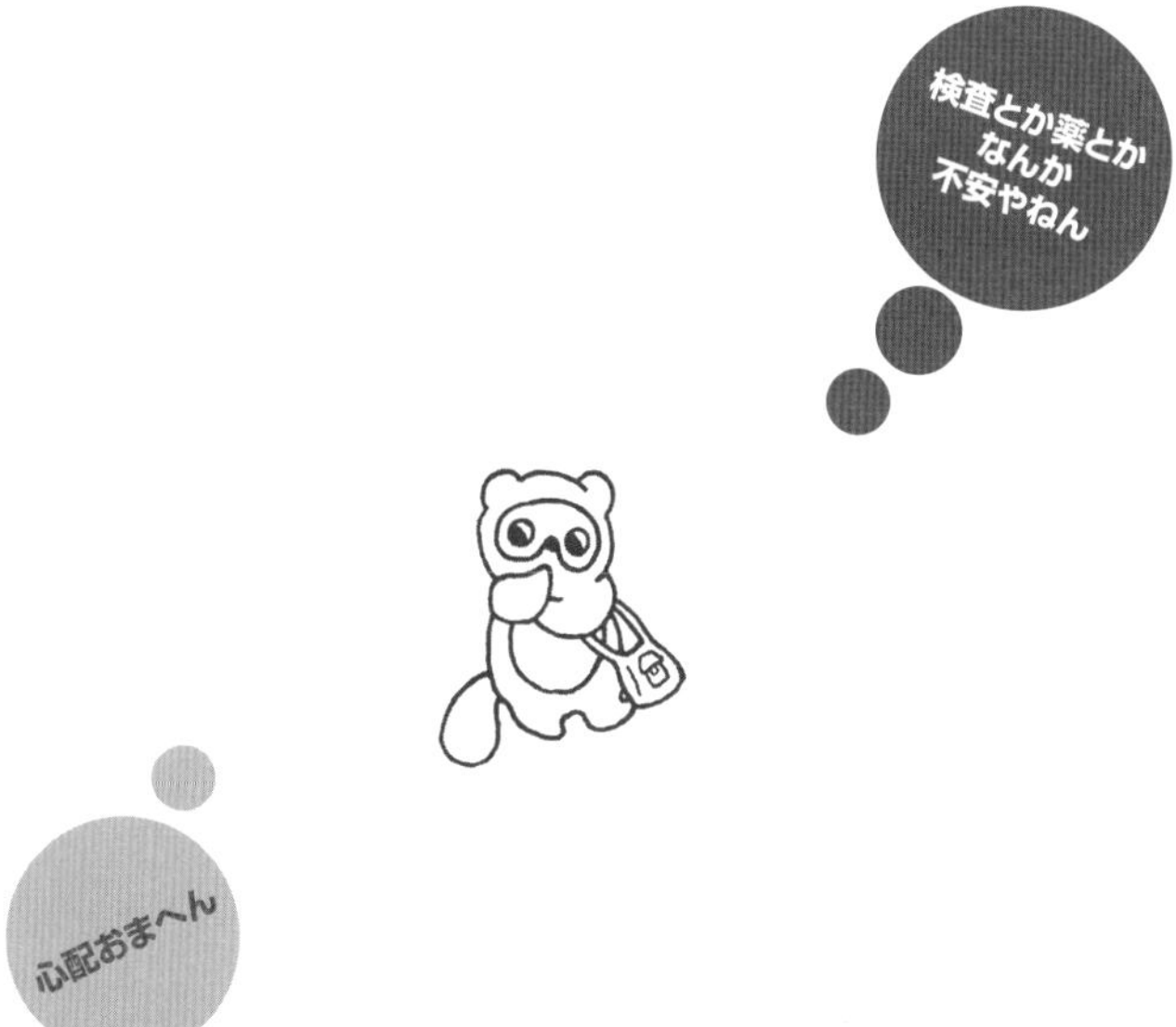

1．リスクファクターとしての高血圧

高血圧は、脳、心臓、血管の病気の引き金

ただ血圧が高いだけでは、あまり自覚症状もなく、生活にも大きな不都合は生じません。にもかかわらず、おそろしいといわれるのは、高血圧がさまざまな病気のリスクファクターとなるためです。

血圧の高い状態が長く続くと、脳、心臓、腎臓、血管、眼底等にいろんな変化が起こってきます。いわゆる**臓器障害**ですが、これが脳に及んだときは、最も深刻です。

脳は、人間のからだのすべてを統括している器官です。われわれが動かそうともしていないのに、心臓が動き、知らないうちに食べ物が消化されるのも脳の働きですし、物を感じたり考えたりできるのも、言葉を話し、運動ができるのも、脳がきげんよく働いてくれているおかげです。

この脳に、脳出血や脳梗塞、血管障害などが起これば、かろうじて死に至らないにしても、後遺症として麻痺や失語症、意識障害などさまざまな障害が残る可能性があります。

一番こわいのが、症状のない**脳梗塞から認知症**（痴呆）になることです。現代は医学が進歩

しているので、脳さえしっかりしていれば、たいていの病気には何らかの手だてがあるものですが、ここがダメージを受けては、元も子もありません。

もちろん高血圧は心臓にも負担を与え、心不全の原因となる心臓肥大につながったり、あっという間に死に至る心筋梗塞の前触れの狭心症なども起こりえます。その他、動脈硬化や腎不全などの病気も、高血圧がリスクファクターとなっています。

静かだけに不気味な高血圧

高血圧には、「静かなる殺人者（サイレント・キラー）」などというぶっそうな別名があります。知らぬ間に、またこれといった症状もなく、脳や心臓、腎臓、血管、さらには眼底にいろいろな障害を起こすためです。

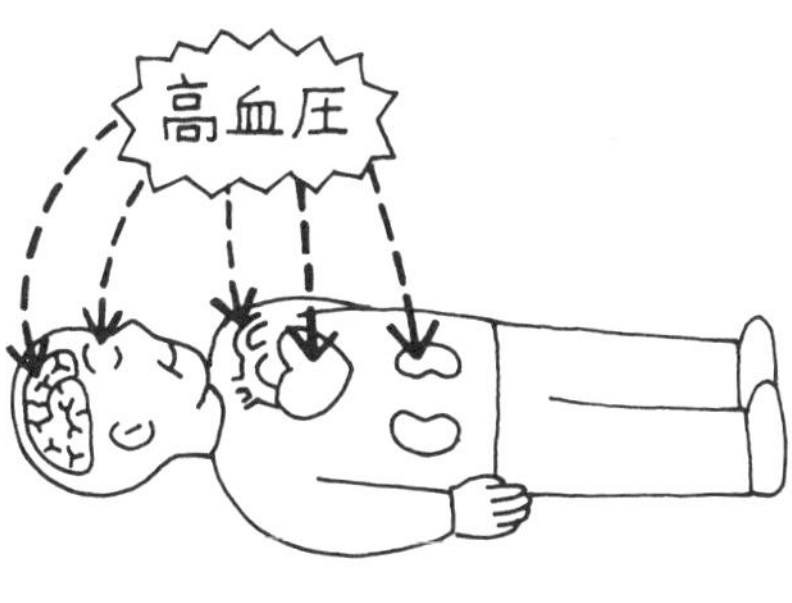

高血圧から　脳、心臓、腎臓、血管、眼底の障害へ

それでは、どの程度の血圧ならどれだけ危険かということになりますが、まず、**血圧が高ければ高いほど**臓器障害の危険が大きいといえます。それに加え、**他のリスクファクターが多ければ多いほど**、問題は深刻です。

例えば、高血圧に高脂血症と内臓肥満が加わったメタボリックシンドロームの場合、たとえ高血圧が軽度であっても、臓器障害に至る確率は高くなってきます。

他にリスクファクターがゼロでも、収縮期血圧が180以上、拡張期血圧が110以上という横綱級の高血圧であれば、リスクが高いことがわかっています。

それでは、高血圧が引き金となる心臓の病気と脳の病気について、見ていくことにしましょう。

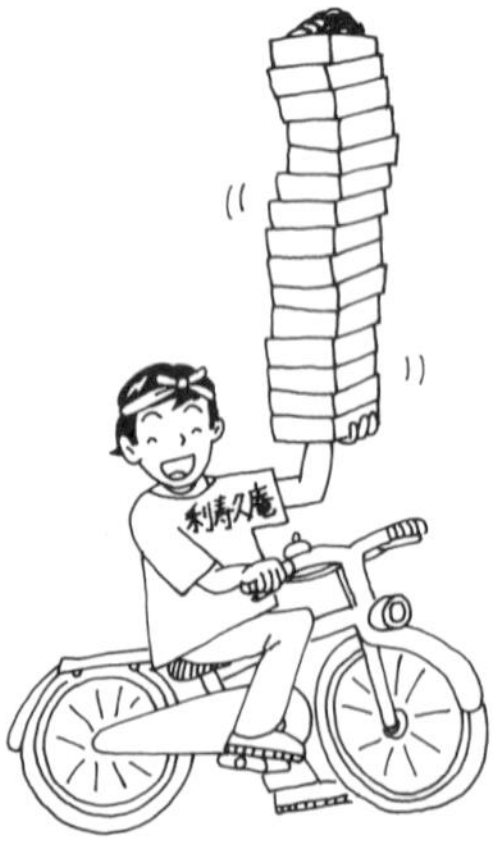

高ければ高いほど、多ければ多いほど

2 心臓病の話

心臓と血液の流れ

心臓は、人間のからだ全体に血液を押し出す力強いポンプです。

心臓は、心筋という非常に強い特殊な筋肉でできており、大きさはにぎりこぶしくらいです。真ん中でたてにしきられ、左右2つずつ計4つの部屋があります。この4つの部屋を流れる血液の方向は、逆流を防ぐ「弁」によって、常に一定に保たれています。

肺から酸素をたっぷり含んだ血液が左心房に送りこまれ、左心室から大動脈を通って全身をひと巡りするうちに老廃物を溜めこんで戻ってくると、右心房、右心室からまた肺に送られ、酸素で浄化され、再び左心房に入り、全身へと送られます。

ところで、心臓もひとつの臓器ですから、心臓そのものにも栄養を与えてもらわなければなりません。この役目が、大動脈の根元から左右に分かれ、心臓の表面に全体を囲むように巡らされている直径約3㎜ほどの太さの**冠状動脈**です。冠状動脈は左右2本あり、左側がさらに2つに分かれているので、細い血管が3本あるように見えます。

この血管がひとたび目詰まりして心臓に血液が送られなくなったりすると、即座に心臓の筋肉は死んでしまう。これが心筋梗塞です。

このような冠状動脈の血液の流れが悪くなると、次に述べるようなさまざまな病気が起こってきます。

●「胸が痛い」か「息苦しい」なら狭心症の疑い

「自分は心臓の具合が悪いのではないか」というみきわめは、2つの現象があるかないかによって、ある程度予測することができます。

1．胸の痛みまたは重苦しさ

2．息苦しさ

5分から10分ほど辛抱しているうちにおさまるこの種の症状が「狭心症」といわれるもので、一時的な発作の原因は心臓の筋肉の「酸欠」です。冠状動

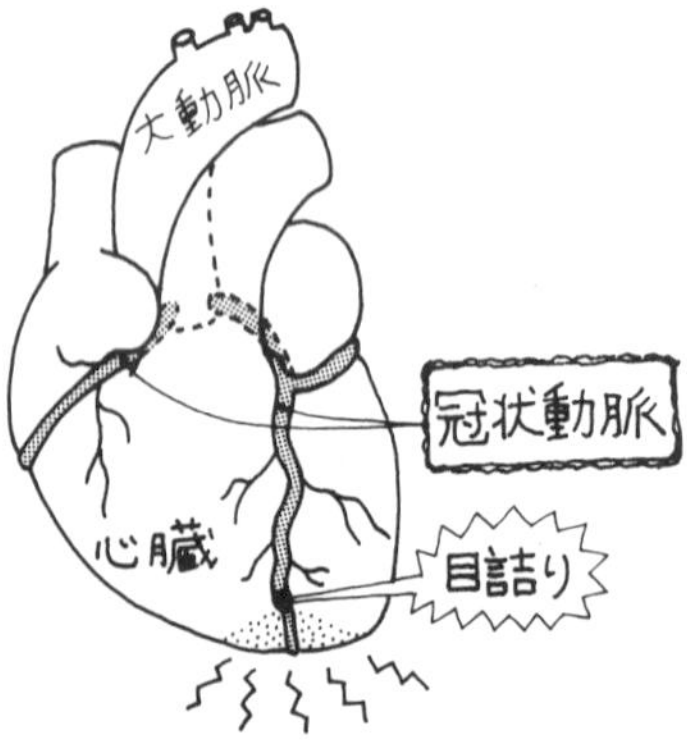

心臓と冠状動脈、目詰まり

脈を通って心臓の筋肉に規則的に送られるべき血液が、うまく送られないとき、酸欠が痛みあるいは呼吸困難となって現れるのです。

血液が足りないので、医学的にはこの状態を「虚血《きょけつ》」と呼びます。虚血は、心臓をぐるっと取り囲む冠状動脈の内壁が動脈硬化を起こし、プラーク（42ページ参照）というこぶができたために狭くなる「狭窄」が原因で起こります。

たいてい、階段を上がったら起こるといった誘引があり、発作の頻度も一週間に1回程度か、せいぜい一日に1回程度までです。この発作頻度が一日に数回以上起こったり、発作が数分でおさまらずに、15分以上になる場合は、より重症度の高い狭心症だと考えられます。

自分でわかる狭心症

狭心症は、かなりの程度自分で診断ができる病気です。次のような症状があれば、クリニックや病院に行かれたとき、まず自分から医師に話すことが大切です。

○動くと痛んだり、息苦しい

狭心症の発作は、運動した時や無理な動きをした時、精神的に興奮した時など、心臓にいつもより負担がかかった時に起こります。

「胸が重たくなる」「漠然と不快になる」「胸がきりで刺されるような痛み」などの症状があります。また、階段を昇る時など、一定の動きをした時に呼吸が苦しくなることもあります。

○5分か10分で消える

狭心症の発作は、5分か10分安静にしていると消失します。

しかしこの状態が例えば1時間、2時間と続くようなら狭心症ではありません。全く心臓の病気でないか、心筋梗塞というもっと怖い病気のおそれがあります。

○胸以外の部分も痛む

狭心症に伴う痛みは、広範囲の胸の痛みか圧迫感が特徴です。あごの部分がぐっと絞られるように感じる方もあります。左肩から左腕が痛

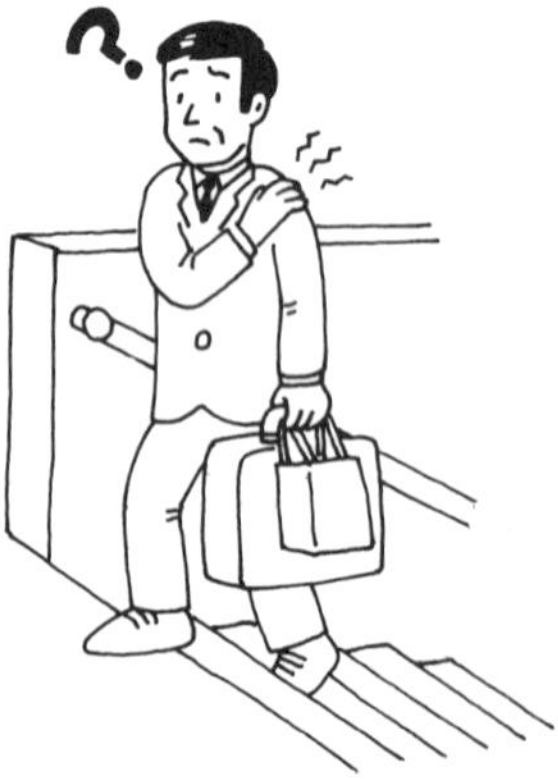

動いたとき左肩、腕が痛む狭心症

くなることもあります。痛みが狭い範囲の左胸だけなら、むしろ狭心症ではないといえます。「胸が痛くないから狭心症ではない」と決めつけず、あご、左腕、左肩に痛みがある場合は、すみやかに医師に相談して下さい。

○同じような運動をすると起きる

一度ある動きをした時に起きた発作が、再び同じような運動をしてまた同じように現れるのも狭心症の特徴です。

狭心症の起こり方と種類

狭心症は、いつ起るかによって分けることができます。

1．**労作狭心症**——動いた時に起こる狭心症

2．**安静狭心症**——安静時に起こる狭心症

全体として多くはありませんが、欧米と比べて日本で比較的多いのが2番目の安静狭心症で、文字通り安静時、しかも夜間から早朝に発作が多いのが特徴です。直接的な誘因・原因がなく起こる発作で、動いた時に起きる労作狭心症よりも症状が重くなりがちです。

狭心症の発作の頻度や痛みが激しくなるなど、変化する場合を「**不安定狭心症**」と呼び、発作の起こる状況がある程度予測できる「**安定狭心症**」とは区別されます。

何かの動作をしたわけでもないのに安静時に起こる発作、今までよく効いていたニトログリセリンが効きにくくなるなども不安定狭心症のサインとなります。

この不安定狭心症がこわいのは、心筋梗塞につながることが多いためです。

狭心症に対し心筋梗塞とは、心臓の筋肉が「**壊死**《えし》」といって、部分的に死んでしまう状態をいいます。

残念ながら狭心症とはちがって、一度そうなると元に戻らないのがこの心筋梗塞で、生命の危険も大きい病気です。

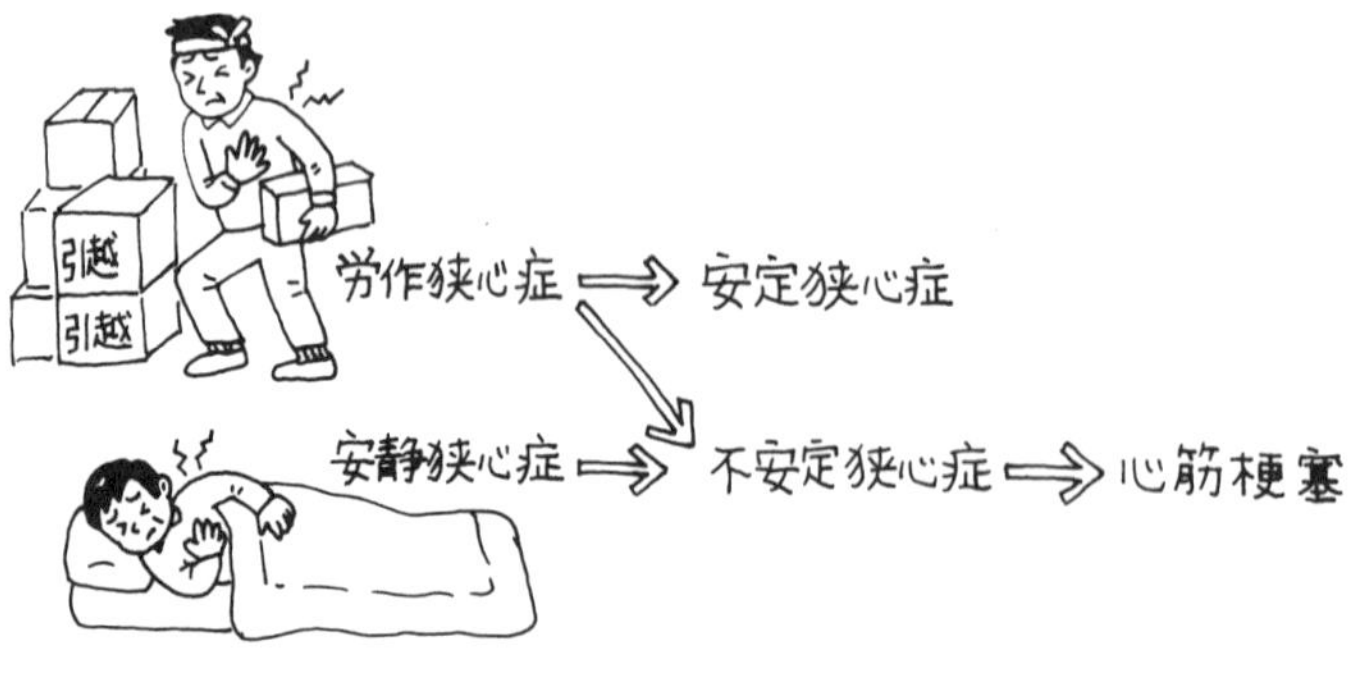

狭心症と心筋梗塞との関連

判断と処置が早ければ助かる急性心筋梗塞

急性心筋梗塞の症状としては、ぐうっとくる胸の痛みが少なくとも30分以上続き、1時間、2時間を超えて長時間持続することもあります。痛みに加えて冷や汗や不安感も伴う、大変つらい状態です。

原因は、心臓をとり囲む冠状動脈の血管壁にできたこぶ（プラーク）の急激な破裂です。コレステロール等プラークの中身が冠状動脈の内側にどっと出てくるために、血液の流れが悪くなり、血栓ができやすくなるなどして、冠状動脈の血流が滞り、心筋梗塞を起こします。

発作がひどい場合は、すみやかに救急車を呼び、専門病院へ運ぶなどの処置をしなければなりません。

急性心筋梗塞の疑いで入院すると、ただちに心電図、血液検査、さらに肝心な心臓のエコー等一連の検査が行われます。心筋梗塞だと判断されれば、多くの場合、心臓カテーテル室に移動します。

心臓カテーテル室では冠状動脈を映し出し、カテーテルという一種のチューブを血管に挿入して内側を広げる外科的処置を行います。時には血栓を溶かすための治療法も行われます。

急性心筋梗塞に対して、日本では早期にカテーテル治療を行うことが非常に重要な手段と考えられており、かなりの成果を上げております。

これにより、急性心筋梗塞の死亡率は、約三十年前の15〜30％から最近では7〜8％か、少なくとも10％以下に抑えられています。もちろん、カテーテル治療が顕著な効果を示すのは、発作が起こってからなるべく早い時期で、6時間以内が望ましいといえます。

より早く行えば、詰まっていた血管に早く血液が流れ、心筋も救われるということになります。カテーテル治療は、過去十年から二十年間の大きな進歩です。

誰かが倒れた！　とっさの処置は？

急性心筋梗塞や脳卒中などで、家族や身近にいる人が突然倒れたら、ただちに次のことを確認しましょう。

1．意識があるか――――名前を呼ぶか声をかけて、反応を確認

2．呼吸をしているか――目と耳でチェック

3．脈があるか―――――手首内側と首に触れて確認

異物がつまらないように、のどの部分を伸ばします。呼吸がないか、脈が触れなければ3分以内に人工呼吸（相手の鼻をつまんで口から息をふきこむ）と心臓マッサージを開始します。両手をあわせて胸の中央を強く押します。講習会などのチャンスを利用して是非一度勉強しておきましょう。決してむずかしいものではありません。

この処置をしつつ、119番にかけて、救急車を呼び、できるだけ早く病院に運びます。

心筋梗塞は心不全の原因にもなる

すでに心筋梗塞の診断がついておられる方でも、階段や坂道を上がってはっきりとした胸の痛みや息苦しさがなければ、今の治療の継続でほぼ心配はありません。心筋梗塞といっても、日常生活でほとんど症状がない方もおられます。もちろん、そのような方も定期的な検査として、心エコー図、血液検査、レントゲン、心電図その他が必要です。

ちょっと無理すると「胸が重たいかな」という程度の症状があれば、のちほど説明する負荷心エコー図か負荷心筋シンチグラフィーなどの検査を行ってみて、必要に応じて内科的治療を追加することが重要です。

心筋梗塞は、一足飛びに死に至ることもありますが、より慢性的な症状である心不全に移行することもあります。

心不全とは、病名というよりはむしろ、**心臓のポンプ機能の低下にともなって起きてくるからだの状態**のことを指しています。

血液を絶え間なく体内に循環させるポンプがうまく働かないと、当然送り出される血流量が減少します。これに対処するために心臓は、肥大・拡大したり、脈拍を増やしたりして、何とか血流を増やそうとします。

もともとこれは心臓に備わっているバックアップ機能なのですが、この状態が長く続くと、ボディブローではありませんが、心臓そのものがじわじわと弱ってくるのです。

この結果、からだのあちこちに負担がかかり、肺や体に血液が溜まるうっ血、さらに、体液、水分が体に溜まってくるという状態が起こってまいります。こういう状態が「心不全」です。

心不全は、心筋梗塞や弁膜疾患、心筋症など、心臓そのものの異常から起こってくるものので、単独の病気というよりは、いろいろな兆候を併せもった最も悪い状況でもあります。

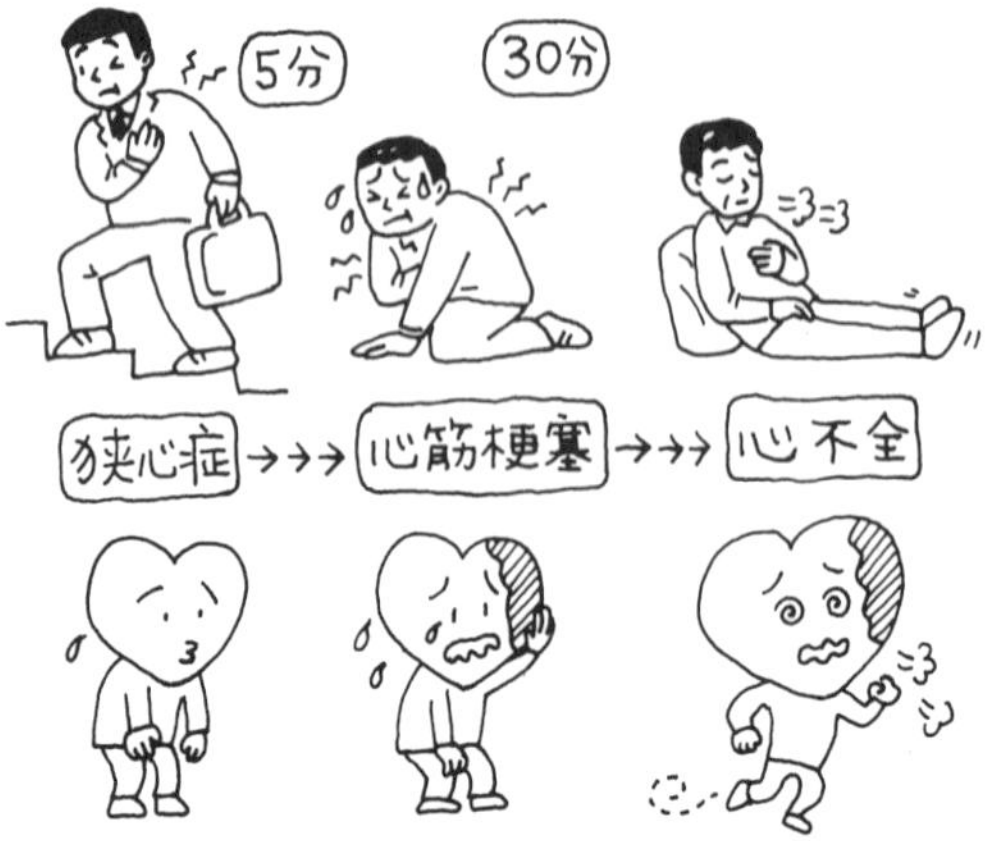

狭心症、心筋梗塞、心不全の関連

家庭でもできる「心不全」の診断

心不全の診断は、まさに専門医の腕の見せどころではあります。われわれ医師が診断に用いるのは、「フラミンガム基準」です。

専門用語を少しご説明すれば、ご家庭で十分に活用できるものですので、ポイントを以下に述べます。

心不全の診断は、下記2つにより行います。

1．大基準2項目を満たす場合
2．大基準1項目に加え、小基準2項目以上を満たす場合

大基準の一番目「発作性夜間呼吸困難」をかみ砕いて申し上げると、夜になってから発作的に息苦しさが始まってくるという状況です。「起坐呼吸」とは、座っていると楽なのですが、とても寝てはいられない状況で、ベッドとか布団の上に横になっていると息苦しいのです。

二番目が、静脈の怒張で、首にも顔にも走っている静脈のうち、主に首の静脈が膨れ上がってきます。心不全症状が重い場合は、顔の静脈も怒張してきます。

この度合いがふだんよりはっきりしている時は、要注意です。その次の「ラ音」以降は、専

門家の診断ですので、割愛いたします。

小基準の中で是非気をつけていただきたいのが「浮腫」で、足のむくみや腫れです。その次に、夜に出る咳（専門用語では夜間の咳嗽《がいそう》といいます）。また、じっとしていると何ともないのですが、動くと息苦しい「労作時呼吸困難」という症状があります。

フラミンガム基準での心不全診断

大基準

・発作性夜間呼吸困難ないし起坐呼吸
・頸静脈怒張
・ラ音
・心拡大
・Ⅲ音奔馬調律
・肺うっ血・肺水腫
・中心静脈圧＞16cmH_2O
・肝頸静脈逆流
・循環時間延長（≧25秒）

小基準

・浮腫
・夜間咳嗽
・労作時呼吸困難
・肝腫大
・胸水貯留
・頻拍（＞120bpm）
・体重減少（≧4.5kg／5日）
（体重減少が心不全治療に反応して起これば、大基準として扱う）

診断は、大基準2項目、あるいは大基準1項目＋小基準2項目

（New Engl J Med 1971;285:1441）

この次の「肝臓の腫れ」や「胸水の貯留」は、医師におまかせいただくとして、6番目にあるように脈拍が異常に速くなって、1分間に120以上になるのは、心不全の重要な所見であるといえます。

すなわち、

○座っていると呼吸が楽にできるが、横になるとしんどい
○頸部の静脈が膨れ上がっている
○足がむくんでいる
○夜に咳が出る
○動くと息切れする

などが、自分で把握できる「心不全」の所見です。

これらのうち複数をもっていれば「心不全」である可能性が高いと思われます。なるべく早く専門医に相談してください。

動くと息苦しい症状――心不全？

心臓の具合が悪いとおっしゃる患者さんの話の中で、われわれ医師が最も重視しているのは、動いた時（労作時）の呼吸困難です。

じっとしていると何ともないが、動くと息苦しい。家で座っていると平気なのに、廊下をちょっと速く歩いたり、階段を上ったり、坂道を歩くとしんどい、息苦しい。

これは「労作時呼吸困難」といって、心不全の診断時の最も重要な症状です。

もちろん六十代、七十代の方が、地下鉄の階段を上がるとき、息切れもしないなどというほうが珍しいでしょう。心臓そのものが弱っている心不全以外に、肺の病気や神経、筋肉の病気も考えられますが、半年前か一年前と比べて、明らかに息苦しさの度合が増している場合は、是非ドクターに相談してほしいと思います。

心不全の中にも、慢性的に症状がある慢性心不全と、急激に起こって大変危険な急性心不全とがあります。突然の息苦しさや胸痛、失神（意識を失う）、冷や汗など多彩な症状のある急性心不全は、原因として急性心筋梗塞、肺塞栓症等の病気が考えられます。

急性心不全は大変危険な状態であるため、できる限り早く専門病院へ運び、適切な処置を受ける必要があります。

脈の乱れが知らせる心臓の不調

脈拍の「拍」とは、心臓から血液が規則的に押し出されるときの収縮によるもので、これに乱れが生じる不整脈は、心臓が動くリズムに狂いが生じているというサインです。

心臓の筋肉は、心臓の一部から発生した電気が伝わって収縮しますが、電気系統に故障があって、その伝わりかたがうまく行かないと、規則的な収縮ができずに、脈の乱れ、つまり**不整脈**となって感じられるのです。

もともと脈とは、息を吸うと速くなり、息を吐くと遅くなる生理的な反応です。心臓が一分間に50～90回規則的な拍動を行っている状態が正常とみなされています。

不整脈の原因は、先天的なものや加齢に伴うもの、生活習慣や病気などもありますが、時には健康な人にも起こります。治療が必要なものか、深刻な状態を引き起こすものかの見きわめが大切です。

不整脈には2つの種類があります。

1．頻脈――脈が速くなるもの
2．徐脈――脈が遅くなるもの

一分間に脈拍数が90以上になる頻脈では、突然に脈が速まる「動悸」に注意が必要で、一分間に150以上になる場合（発作性頻拍といいます）は、不整脈を止める薬剤を服用しなければなりません。

脈拍が150を越すと、血圧が下がり、冷や汗が出たり、息苦しくなるなどの症状が出ます。

頻脈では、不安感が強いあまりに精神的興奮が、より脈拍を速める傾向があります。120以下で規則正しく打つ脈であれば心配はありません。まずは落ち着くことが大切です。

頻脈の中でも、「トントントントン」と規則的に打っていた脈が、「トントン、トントント」

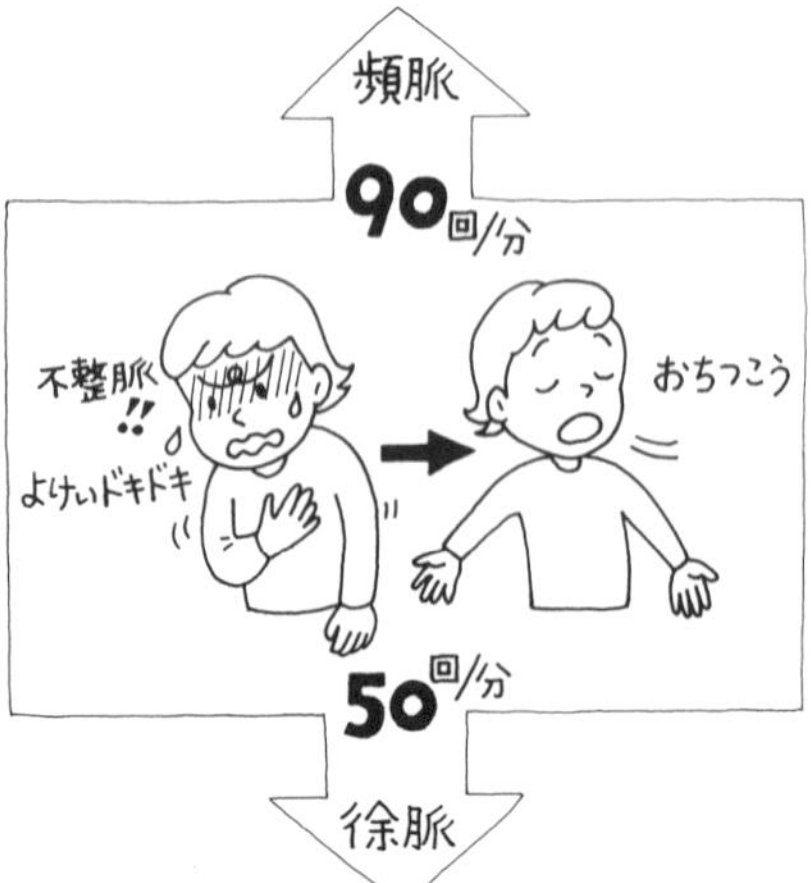

不整脈が出たらまず落ち着くこと

「トントントントン、トントントントン」というふうに一瞬速くなったり、時期を外れて速く出てくるものを「**期外収縮**」と呼んでいます。

7～8割は症状がなく、症状が出るときは、脈が一瞬飛ぶ感じや胸部の不快感、めまいなどがあります。

脈が飛ぶのは、心臓の拍動による圧力が弱くて脈として感じられないためで、心臓が止まっているのではありません。

頻脈に対して徐脈は、脈拍が一分間に50以下と少なくなり、ひどい場合は急にふわっとして意識を失うような症状があります。これが40以下になると、からだを動かすときに強い息切れを感じ、心不全に陥っているおそれもあります。

放置した場合は突然死の原因にもなりますので、専門的な対応が必要です。めまいや失神発作がある場合、薬物治療は非常にまれで、ペースメーカー治療が必要です。

あぶない不整脈をみきわめるには

頻脈のうちの期外収縮には、心配のいらない良性のものと危険なものとがあり、これを見分ける方法があります。

良性の期外収縮は、たいてい安静時に出ます。あまりそれに神経を集中させるとひどくなるので、思い切って動いてみる。例えば階段をとんとんと上がったり、ぴょんぴょんとその場で飛び上がってみたり、軽く走ってみるという運動をして、心拍数を上げてやると、不思議なことに脈の乱れがおさまってしまいます。

つまり、**安静時の不整脈で、運動によって消失または減少するものは、心配なし**と判断できます。

一方、心配な期外収縮は、運動によって起こりやすくなるもので、心臓の筋肉に異常がある可能性もあります。専門医をきちんと受診して適切な治療を受けるべきです。

患者さんにとっては、期外収縮がいくら良性といっても、生死にかかわる一大事と深刻に受け止めておられることが多いものです。やはり主治医とよく相談さ

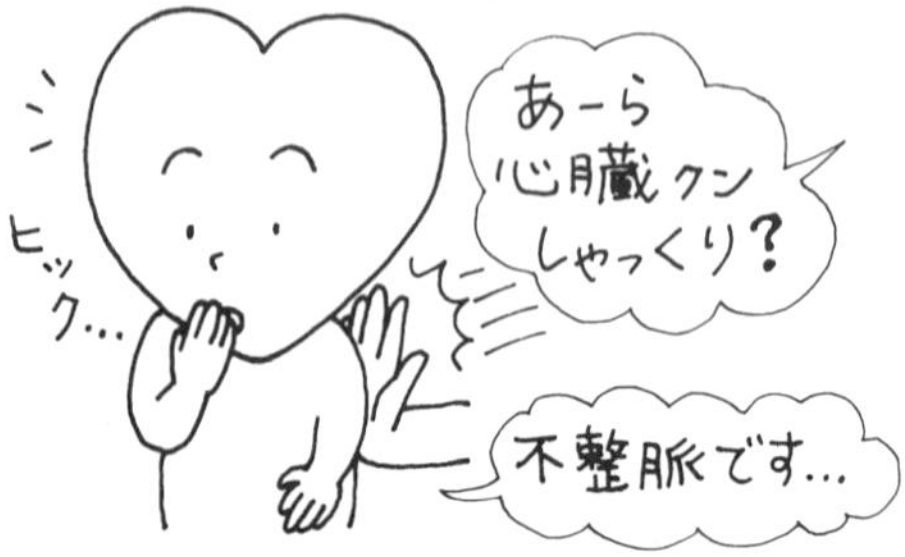
ヒック…
あーら
心臓クン
しゃっくり？
不整脈です…

れて、一定の検査を受けて問題なければ、あまりそこへ神経を集中させないことが重要です。めまいや失神を伴うような脈の乱れでない限り、期外収縮による動悸は心臓のしゃっくりみたいなものです。そのように気楽にお考えいただいてはどうかと思います。

頻脈を引き起こす心房細動

頻脈を引き起こす原因のひとつに、**心房細動**という状態があります。

心房細動とは、心臓の上のほうにある心房という部屋がヒステリー現象を起こしてしまい、正確なリズムを刻まない状態です。ぶるぶると細かくふるえて、リズミカルな収縮がなくなってしまいます。これにつられて下側にある心室も不規則勝手に動くことになり、脈拍が全くバラバラに速く打つ不整脈が起こります。

もともと心房細動がある場合もありますが、健康な人でも、非常に疲れたり、お酒を飲みすぎたあとに、突然に心房細動になる場合があります。

この心房細動に対する考え方や治療法は、この十年間で大きく変わりつつあります。これは、心房細動が、強い動悸や息切れの原因となるだけではなく、血栓ができやすくなることから、できた血栓が血流に乗って脳の血管に詰まり、脳梗塞を引き起こすことがわかったためです。

クオリティ・オブ・ライフ（ＱＯＬ）という観点からも、**脳梗塞の予防として心房細動を見逃さない**こと、積極的に治療することに、力を入れるようになってきました。

心房細動を引き起こす原因としては、睡眠不足や飲酒などの生活習慣のほかに、心臓弁膜症その他の先天性の心臓の病気や、心不全、呼吸機能の障害、甲状腺機能亢進症などがあります。

これらの病気がもとで心房細動が起きたことがわかっている場合、原因となる疾患に対しての治療が必要です。

このほか、乱れた脈拍リズムを正常に戻すために抗不整脈薬の内服なども行われます。

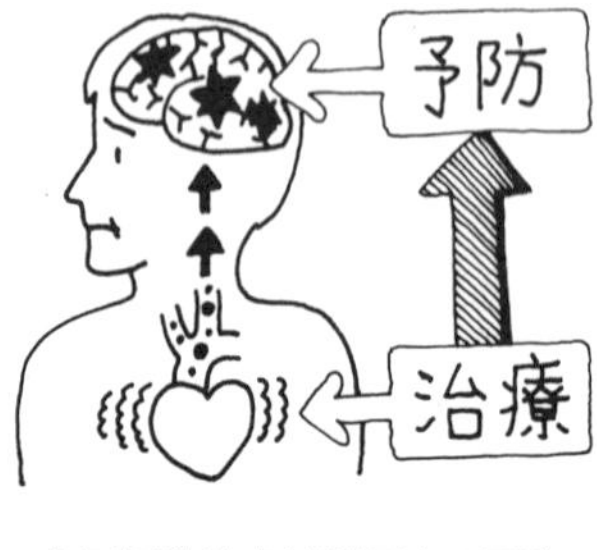

心房細動治療は脳梗塞の予防

心臓と脳の間にある首の動脈

心臓に栄養を与える重要な血管として冠状動脈があったように、脳にも重要な血管があります。脳を養っているのは**頸動脈**です。

頭を横に向けたときに、首に筋の出る部分、つまり鎖骨から耳の下を通って、頭部へと続いているこの血管は、もとをただせば心臓から上に伸びた大動脈につらなっています。

脳に供給される血液の量は、一分間におよそ700㎖にも及び、酸素およびブドウ糖消費量は脳だけで体全体の20％も占めるといわれています。

この頸動脈の病気が最近非常に注目されてきています。頸動脈に病気があれば、かなりの確率で、心臓の冠状動脈の病気と共存していることがわかって

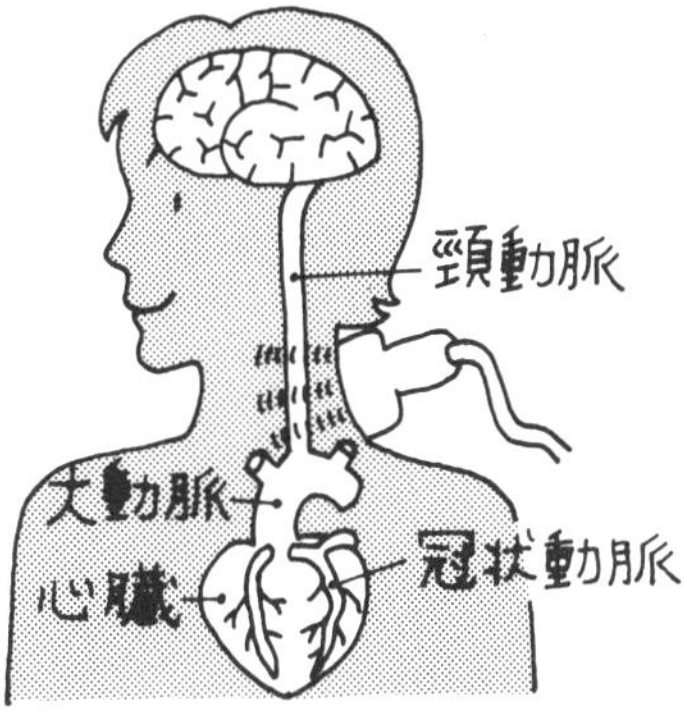

脳と心臓の間の頸動脈

きたためで、とくにこの五年間ほどは、そういう科学的な論文がどんどん出てきました。

　上から見ることのむずかしい心臓の血管とちがい、首の動脈は超音波等を使って、簡単に表面から映し出すことができ、頸動脈の動脈硬化は、比較的簡単にわかるのです。

●頸動脈を診てくれるのはいいドクター

　もともと頸動脈への注目は、糖尿病研究から始まったのですが、首の血管の動脈硬化と心臓病あるいは全身の動脈硬化との関連が明らかになり、**心臓病診断の手段として頸動脈エコーが使われる**ようになりました。病院へ行ったとき、ドクターが頸動脈エコーをとってくれるようなら、信頼性が高いといえます。

　頸動脈という場所は、仮に異常があっても、症状がほとんどありません。

　例えば狭心症みたいに少し歩いたり無理をすれば首が痛いとかいうこともほとんどない。息切れがするわけでもなく、これといった症状が見当たらないために、今まで心臓病の学問、診療のいずれにおいても少し軽んじられていましたが、最近の研究の集積により、頸動脈の病変を積極的に診察しようという動きが急速に高まってきています。この結果、冠状動脈の異常についても発見率が上昇しています。

患者さんにとって、比較的短時間で検査ができ、痛みなどの負担もほとんどないことも、頸動脈エコーの大きなメリットです。

脳にある血管の障害

生活習慣病の多くは血管の問題であるとすでに述べました。血管が詰まったり、血管内皮の働きが悪くなってくることで、血液がうまく送られず、心臓や脳にさまざまな障害が起きてくるのです。

脳梗塞や脳出血、くも膜下出血などは脳血管障害と総称され、今日もなお、がんや心臓病と並ぶ三大死因のひとつです。

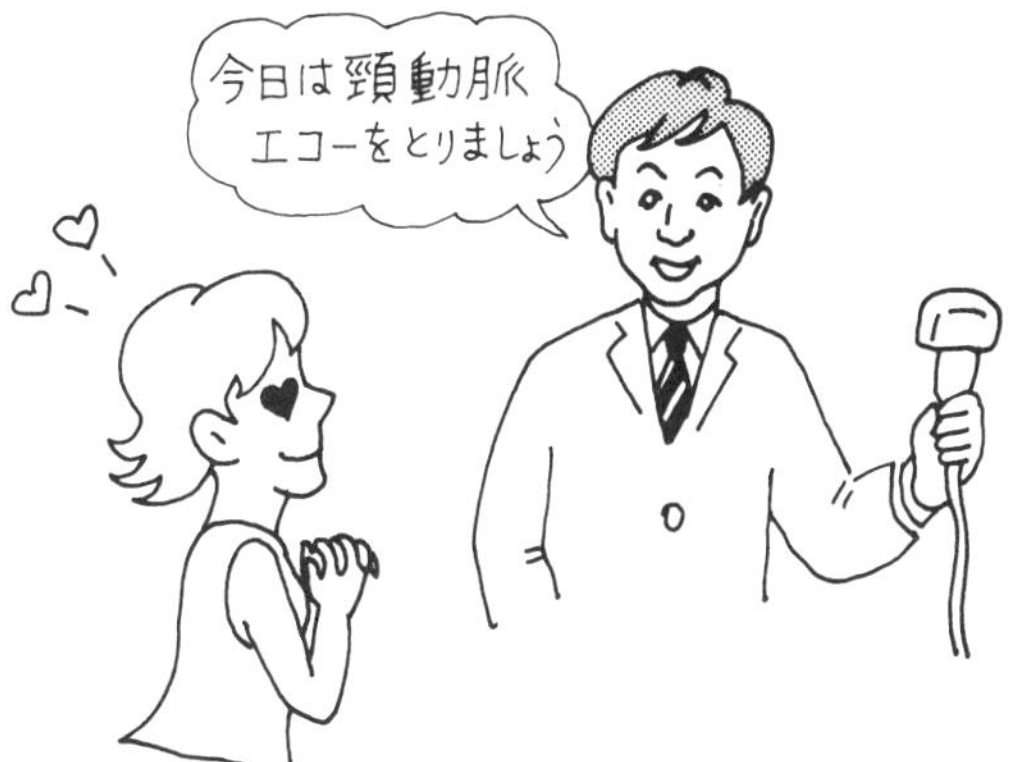

頸動脈をみるのはいいドクター

そればかりでなく、この脳血管障害は、**現在では寝たきりや認知症（痴呆）の最大の原因として問題になっています**。とくに脳梗塞は、近年の食生活の欧米化など、生活様式の変化や肥満、運動不足などを背景に増加の一途をたどっています。

脳血管障害は、「無症候性」といって症状のない脳梗塞も含めた名前で、起きてくる発作を、脳卒中と呼んでいます。

四十年前と比較しますと、脳卒中における脳出血の割合は約75％もあったものが、塩分の制限などにより高血圧がかなり治療されたことで、現在では、約25％に減少しています。代わって、脳梗塞の割合が62％と逆転しています。

これは、食生活の欧米化や肥満、運動不足などにより、糖尿病、高脂血症などのリスクファクターが増加し、脳梗塞へとつながったためと考えられています。

脳梗塞の発症率と糖尿病には相関があり、糖尿病群は正常人に比べて約3倍以上の脳梗塞発症のリスクがあります。

●脳の血管が「詰まる」時、「破れる」時

脳の病気の際に問題になるのが、脳に血液を送り込む頸動脈（119ページ参照）と、脳の表面に分布する脳動脈の状態です。

脳血管障害には、大きく分けて、

1．血管が詰まるもの（虚血性＝脳梗塞）

2．血管が破れるもの（出血性＝脳出血）

の2つがあります。

血管が詰まる場合が、いわゆる脳梗塞です。

心筋梗塞と同じように、原因としては、動脈硬化が原因でできた血栓が血流を阻害し、脳細胞が壊死する場合もあれば、心臓や頸動脈にできた血栓が脳のほうまで流れてきて、先のより細かい血管をつまらせる塞栓の場合もあります（43ページ参照）。

脳梗塞は、発症後4～5日が最も危険で、脳細胞膜に障害が起こり、細胞内に水が流入して水分含有量が増えるため、**脳浮腫**が起こってきます。

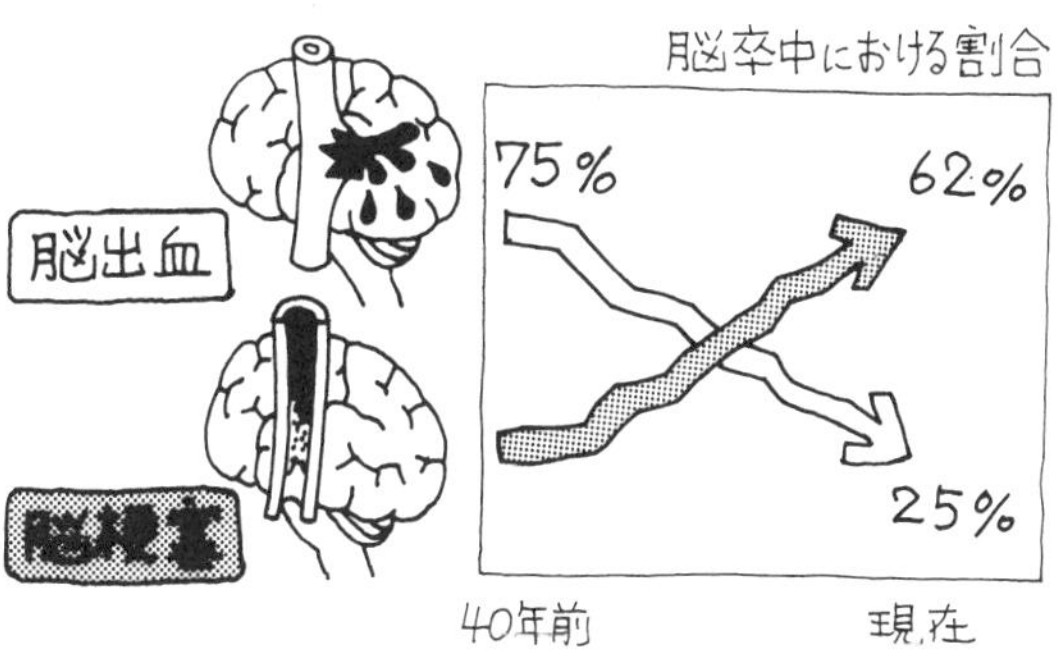

この膨れ上がった脳が周りの脳細胞を圧迫し、意識の中枢である脳幹を圧迫すると、昏睡状態に陥ったり、呼吸が自力でできなくなり、血圧が下がって死に至ります。

したがって、発作が起きてから一週間までの間は、脳浮腫対策が最も重要になってきます。

脳梗塞は、脳細胞のどの部位に梗塞が起きるかによって、症状もずいぶんちがいます。急性期の処置がその後の状況に多大な影響を及ぼすため、できるだけ早く病院に運ぶ必要があります。

こわい脳梗塞の後遺症

脳梗塞の症状は、かなりショッキングな現れ方をします。

脳に血液を送る数本の動脈のうち、どの部位への供給が絶たれたかによって、障害の出方は異なりますが、半身不随や半身麻痺、しびれ、感覚の低下、手足の運動障害、意識障害、言語障害、昏睡などが起きます。

主に**血栓溶解療法**が行われますが、ある一定時間が経過しても、からだの麻痺や、音声・言葉を発する上での障害が残る場合があります。

障害される血管による脳梗塞の症状

障害される脳動脈	血液を供給する主な部位	認められる臨床症候
前大脳動脈	前頭葉の内側 頭頂葉	下肢の強い麻痺 精神症候 尿失禁 排尿困難　など
中大脳動脈	前頭葉 頭頂葉　の大部分 側頭葉 大脳の深部	片麻痺 半盲症 失語 失行 失認 感覚障害　など
脳底動脈	脳幹部 橋	意識障害 平衡障害 四肢麻痺 眼球異常　など
後大脳動脈	後頭葉 側頭葉の下面	視覚障害 半盲症 片麻痺 平衡障害 眼球異常　など

脳血管障害の後遺症としての精神症状

意欲低下	自発的に活動できなくなる
情緒障害	表情の乏しさ、不機嫌、抑うつ気分、感情失禁（突然の感情の暴発）、不安感、焦燥感
対人接触障害	
問題行動	不穏・興奮・夜間せん妄・徘徊
知的機能障害	見当識障害（時間、場所、人物） 物の名前を忘れる 記憶力の低下（最近の出来事、昔のこと） 計算力の低下
睡眠障害	眠れなくなる
病識・病感の低下	自分が病気であるという自覚がない

後遺症としては、まず心に及ぼす影響があります。病気のあとなので活動性が落ちており、何かをやろうという気分になれません。

そういった意欲低下に加え、表情が失われたり、不機嫌になってきます。抑うつ的な気分になるかと思うと、逆に感情がとめどなく溢れる感情失禁が起こります。また、不安や焦りなどが大きく、情緒が安定しません。そうなると人との対話もスムーズにはいかず、自然と人を避ける対人接触障害になってしまいます。

夜間の徘徊、せん妄、不穏、興奮などの問題行動も出る場合がありますし、知的な面では、見当識障害といって、時間や場所、人物がわからなくなることがあります。また、短期・長期を含めた記銘力低下、記憶力の低下、計算力の低下が挙げられます。このほか、睡眠障害もよく出現します。

自覚できる身体症状としては、頭重、頭痛、めまい、肩凝り、耳鳴り、手足のしびれ感、四肢の冷感などがあります。神経症候としては、失語、構音障害、運動麻痺、知覚障害、パーキンソン様症状、これは手が震えたり手足の筋肉が固まったりすることです。尿失禁も脳梗塞の後遺症としてよく見られる現象です。

高血圧と糖尿病は脳卒中のリスクファクター

脳梗塞や脳出血などの脳卒中（脳血管障害）のリスクファクターとしては、加齢、性別、人種、遺伝など、自分ではコントロールできないものと、高血圧、糖尿病、高脂血症など、自己管理が可能なものとがあります。

これらの生活習慣病のうち、最近、とくに糖尿病、肥満、高血圧などを合併する患者さんに脳梗塞、脳出血が多く出現することがわかってきました。

また、脳梗塞の原因のひとつとして、心臓や頸動脈から血栓が飛んでくる塞栓症があります。これは、脳の血管そのものの病気ではありません。

元巨人軍の長嶋監督は、心房細動という不整脈を起こし、心臓に血栓の塊ができ、それが脳の血管

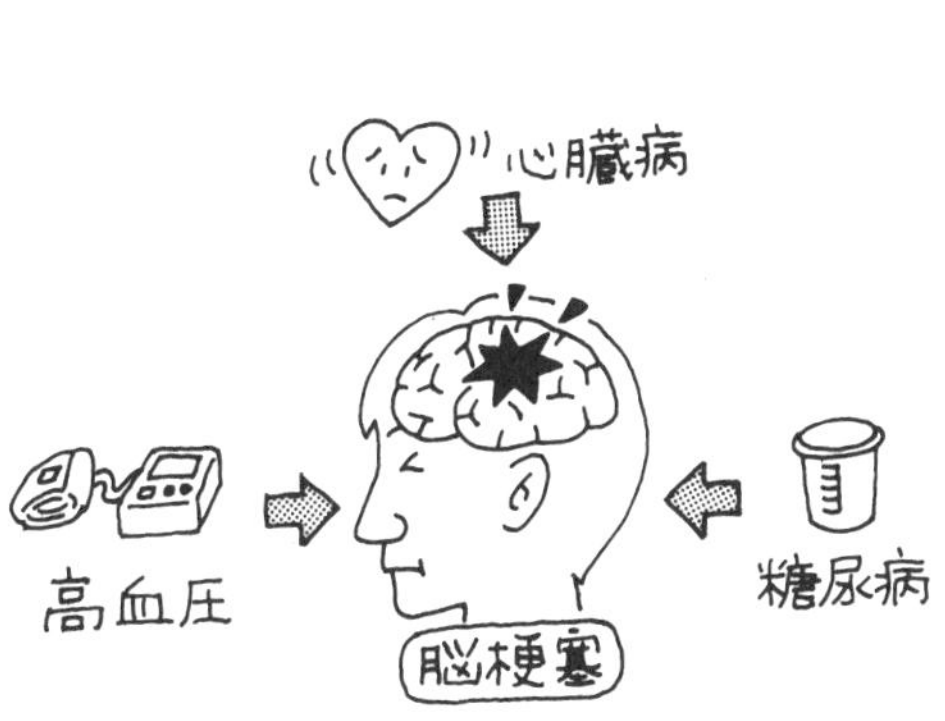

脳梗塞のリスクファクターとなる生活習慣病

に飛んで脳梗塞を発症しました。心臓弁膜症や心筋の異常で心臓の機能が低下しても、心臓の中で血栓ができやすく、脳梗塞のリスクファクターとなります。

図からわかるように、脳卒中の最大のリスクファクターは高血圧です。血圧が高くなればなるほど脳出血や脳梗塞の発症率は上昇します。同じく脳梗塞の発症率は、糖尿病があると数倍に跳ね上がります。

脳梗塞を一度ならず二度三度と起こす人がいますが、再発を予防するうえでも高血圧や糖尿病の管理が最も重要なことはい

高血圧と脳卒中の発症率[1)]

（収縮期血圧レベルと脳梗塞・脳出血発症率
久山町第1集団1621名、1961〜93年、年齢調整）

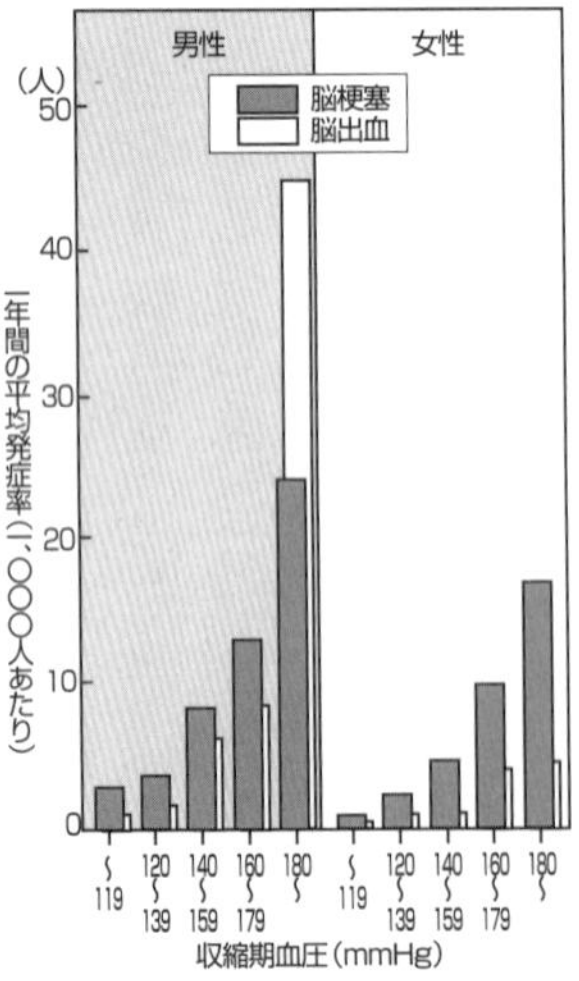

糖尿病と脳梗塞*の発症率[2)]

（フラミンガム研究24年間の追跡調査の成績：Wolfら、1986）

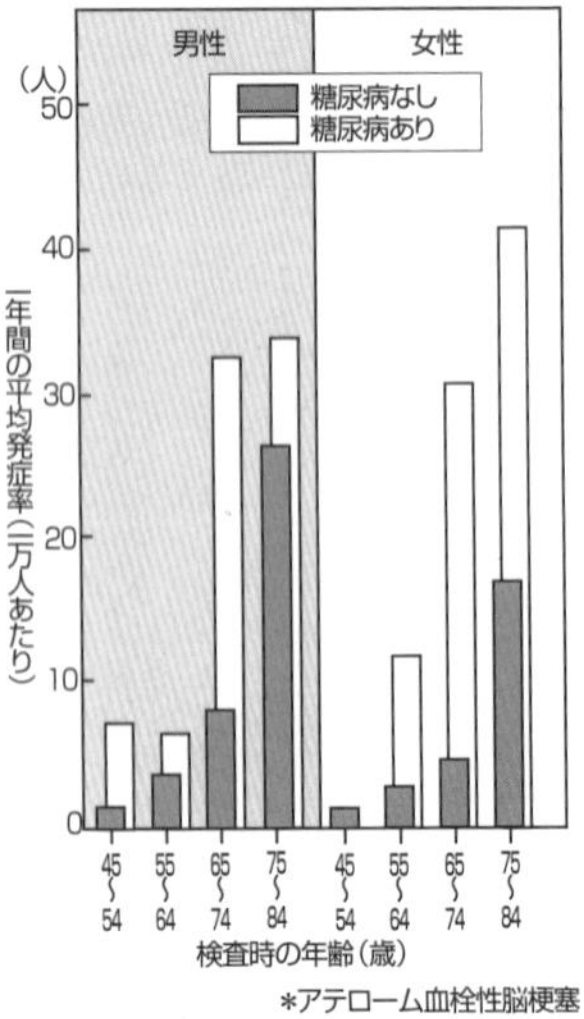

*アテローム血栓性脳梗塞

うまでもありません。

いったん脳の血管に血栓がつまって、再び開通する場合に一時的に起きる症状が、脳梗塞の重要な前触れであるとして注目されています。

これは「**一過性脳虚血発作（TIA）**」と呼ばれ、具体的には、手足に出る症状があり、使っていた箸がぽろっと手から落ちた、片方のスリッパがよく脱げる、歩行中に急に倒れる、回転感を伴うめまいなどがあります。

ろれつが回らなくなるなどの言語の障害や感覚の障害、物の見え方がおかしくなるなどのことも前触れとなります。

1)藤島正敏「日本内科学会雑誌」1996、85（9）39－50
2)尾前照雄編：脳卒中「からだの科学増刊」、1994、112－116

高血圧から脳出血へ

脳出血の原因は、主として高血圧です。脳内の細い動脈が破れて脳の中に出血します。出血した血液が固まってできた血腫《けっしゅ》が脳細胞を圧迫して急速に脳機能を低下させます。

このうち、くも膜下出血は、働き盛りの四十代から五十代に多く、激しい頭痛に襲われるのが特徴です。

脳は、頭蓋骨の下にある硬膜という膜、その下のくも膜、さらに脳皮質（大脳の表面）という三層構造によって包まれています（付録参照）。くも膜下出血は、脳動脈にできた動脈瘤、すなわちこぶが破裂して脳の硬膜と軟膜の間のくも膜の下、つまり脳の表面に出血したもので、きわめて高い死亡率が特徴です。

脳ドックなどで破裂する前の動脈瘤を発見できれば、事前に、このこぶの根元をはさむクリッピングという手術をします。その処置によってこぶに流れ込む血流が止まるので、動脈瘤はやがて消失します。

また最近は、カテーテルを使って細い小さいコイルを何個もこぶの中に入れて、内部を閉塞させてしまいます。これが「手術以外のカテーテル治療」です。

しかし、未破裂脳動脈瘤を手術する時に、患者さんの年齢が高ければとくに脳梗塞などの合併症が多いこともあり、どの部位にどの大きさの動脈瘤があれば手術すべきか、議論の分かれるところです。

すべてが手術の対象となるわけではありません。専門医と相談が必要です。

症状のない脳梗塞から痴呆に

CT、MRIなどの画像診断技術の進歩により、症状のない脳血管障害を発見できるようになりました。多くは脳梗塞で、例えば外来で高血圧や糖尿病などのリスクファクターがある人に脳のCTやMRIを行って、1・5㎝以下の小さい脳梗塞が意外にたくさん発見されています。いずれも症状は全くありません。

たとえ症状がなくても、脳梗塞は、いずれは本格的な脳血管障害の原因になる可能性が高いものです。われわれ医者は、日常臨床として無症候性脳梗塞が見つかった場合、高血圧や糖尿病などのリスクファクターの管理と定期的検査を行い、食事や喫煙などのライフスタイルも修正するようアドバイスしています。小さな梗塞が積み重なると認知症(痴呆)の原因にもなりますし、実際に高齢者ほどその頻度が高いのです。

このような脳梗塞がたくさんあって痴呆が現れるものが**脳血管性痴呆**と呼ばれ、主として男性に多くみられます。運動機能が低下し、脳血流量や代謝も低下するため、脳梗塞を起こした人の約4分の1から3分の1が痴呆に移行すると現在考えられており、発症は急速で、年齢に無関係であることも特徴のひとつです。

このことは、脳梗塞発症後のリハビリの重要性を物語っており、リハビリを一生懸命しない場合、脳梗塞から脳血管性痴呆に移行する可能性が強くなってきます。

同じ痴呆でも、老化に伴って起こるアルツハイマー型痴呆は、原因は脳神経細胞が何らかの原因により減少し萎縮するためと考えられています。七十歳以降に多いこと、女性に多いことに加え、知的機能障害の程度が広範囲にわたり、人格の崩壊などが起こることは、人格や判断力を保っている脳血管性痴呆と異なるアルツハイマー型痴呆の大きな特徴です。

アルツハイマー型痴呆はゆっくりと進行し、自覚症状にきわめて乏しいことが知られています。

心臓病の基本的な検査

胸に痛みや重苦しい感じがあるとき、皆さんが病院へ行くと、通常、病院では次のような基本的な検査によって、心臓が正常に機能しているか、心臓そのものにどこか異常がないかなどを調べます。もちろん急な発作が起きて救急車で運ばれたときも、きわめて迅速にこれらの検査が行われます。

医学的な検査は一般的には非侵襲的《ひしんしゅうてき》（痛くない、しんどくない）検査から行われますが、緊急の場合はその限りではありません。

［血液検査］

血液検査の重要性は、コレステロール、中性脂肪などの血液中の脂肪分、血糖、尿酸値等種々のリスクファクターがチェックできる点です。これらが高いと狭心症の疑いがあり、脳性ナトリウム利尿ペプチド（ＢＮＰ）というホルモンレベルが上昇していれば、「心不全」を疑います。

心臓病の検査

検査方法	狭心症	心筋梗塞	心不全	不整脈
血液検査	○	○	BNP	
心電図(安静・運動負荷)	○	○		○
24ホルター心電図				○
胸部レントゲン	○		○	
超音波心エコー図検査(安静・運動負荷)	○	○		
心筋シンチグラフィー(安静・運動負荷)	○	○		
心臓カテーテル検査*	○	○		

*カテーテルは検査だけでなく治療にも用いられる。

[心電図]

心電図は、心臓の電気信号に乱れがないかを波形をみて調べるものです。心臓のリズムが規則的かどうか、速いか遅いかなどがわかるので、「不整脈」が発見できます。

不整脈が一時的に出ているか、それとも一日じゅう続いているものかを調べるには、「24時間ホルター心電図」といって、小型の記録装置をからだにつけて変化を調べることもあります。

安静時の心電図にとくに異常がみられない場合でも、運動中の心機能を調べる目的で、自転車こぎや踏み台昇降、ベルトコンベアの上を歩くなど、あえて心臓に負担を与える運動をしたあとに検査する運動負荷心電図を行うことがあります。負荷をかけた検査では、「狭心症」の診断が可能です。

[胸部レントゲン検査]

健康診査でおなじみの胸部レントゲン検査は、左右の肺や心臓の病気を見ることができます。心臓病では、「心拡大」（心筋の収縮力低下）がわかります。よく間違って使われている言葉に「心肥大」があります。胸部レントゲンでは心拡大はわかっても、心臓が大きくなった状態である心肥大はわかりません。また、心臓には4つの部屋があり、どの部屋が拡大しているのかもレントゲンではわかりません。

心臓の働きを調べる検査

【心筋シンチグラフィー】

われわれは「心筋シンチ」と略して使うことが多いのですが、冠状動脈の血流の状態を核医学の原理を用いて調べる検査です。ごく微量のアイソトープ（放射性同位元素）を静脈に注入すると、これが心筋細胞に届き、そこから発した放射線を体外から測定することができます。

虚血などにより心筋細胞が正常に機能していないと、放射線が出ないので、その部分の心筋に血流が十分にないことがわかります。

心電図同様、狭心症の診断には運動負荷心筋シンチグラフィーを行うのが普通です。

［超音波心エコー図検査］

超音波を用いた心エコー図検査では、心臓の筋肉や壁、弁の動きのほか、血流の状態などがわかります。この検査法がすぐれているのは、心臓が血液を押し出す時にぐっと小さく収縮する力だけでなく、血液を受け入れる時に大きく拡張する力も調べることができる点です。心臓が大きくなった時は、心臓が弱っていることが多いため、大きさを調べることは、心不全の診断にきわめて有効です。

心エコー図検査が素晴らしいのは、何といっても手軽にできることと、痛みなど患者さんにとっての負担がないところです。血液の流れる方向や速度を知ることは、心臓の弁が正常に機能しているかの判断材料でもあり、弁の状態を確認し、弁膜症などを診断する際には、この方法は大きな実力を発揮します。

その他、心筋梗塞や狭心症などといった心臓の動きの異常や心臓肥大など、たくさんのことを正確に知ることができます。

心エコー図検査でも、心電図や心筋シンチグラフィー同様、時によっては運動負荷や薬剤負荷心エコー図検査が行われます。

【心臓カテーテル検査】

各種の検査で狭心症や心筋梗塞などの診断が濃厚になると、次の段階では血管内に造影剤を注入して、直接血管を調べる心臓カテーテル検査が行われます。

カテーテルとは2㎜くらいの細いチューブのことですが、局所麻酔を行ったふとももの付け根か腕などの血管からこのチューブを体内に入れ、心臓の冠状動脈まで到達させて内部の状態を撮影します。

この方法では、冠状動脈の形や詰まっているところがあるかどうか、さらに狭窄の程度などもわかるので、狭心症や心筋梗塞の診断に有効です。

【冠動脈CT】

最近のコンピュータの進歩はCTも変えました。いまや、心臓の血管もCTでわかります。マルチスライスCTと呼ばれる最新のCTでは、わずか10秒で検査が終了し、狭心症があるかどうかがわかります。昔では考えられなかったことです。

心臓カテーテル検査を行わないと冠状動脈の狭窄の有無はわからなかったのですが、このCTの登場で心臓ドックもますます行われるようになります。

掖済会病院の「心臓ドック」

現在までに、さまざまな人間ドックが各病院、診療所で行われてきました。特別なドックとして有名なのが「脳ドック」です。頭のMRIという核磁気共鳴装置を使うと詳しい脳の構造や脳血管を写すことができます。くも膜下出血の原因となる**未破裂脳動脈瘤**の発見を目的に多数の方が「脳ドック」を受診されるようになってきました。

従来からも「心臓ドック」といった名前でドックが行われていますが、直接心臓の血管（冠状動脈）を評価するようなドックはありませんでした。

大阪掖済会病院では「64列マルチスライスCT」という精度の高い検査装置をドックのメインに据え、心エコー図、頸動脈プラークの測定、採血など循環器に特化したドックを行っています。3時間ですべての検査が終了します。

心臓ドックが目指す目的は心筋梗塞の予知といえるかもしれません。従来のドック検査では予知は不可能です。心筋梗塞は50％くらいの狭窄から突然プラークが破裂して血栓性閉塞になることで起こります。

50％くらいの狭窄で破れやすいプラークかどうかの評価は、少し難しいですがCT値といって水を0とした場合の組織の濃度を測定することで、ある程度推測が可能になってきました。写真のようにきつい狭窄はもちろん見つけることが可能です。

このCTの撮影時間はわずか8秒です。造影剤を使用するために点滴が必要です。また、被爆量は通常のCTよりは多くなりますが、今までならば入院して血管のカテーテル造影を受けなければ狭窄が発見できなかったことを考えると飛躍的な進歩です。

痛みが起こってからでは遅いのです。リスクファクターがある人は、早めに一度このような心臓ドックを受診することをお勧めします。

冠動脈 CT

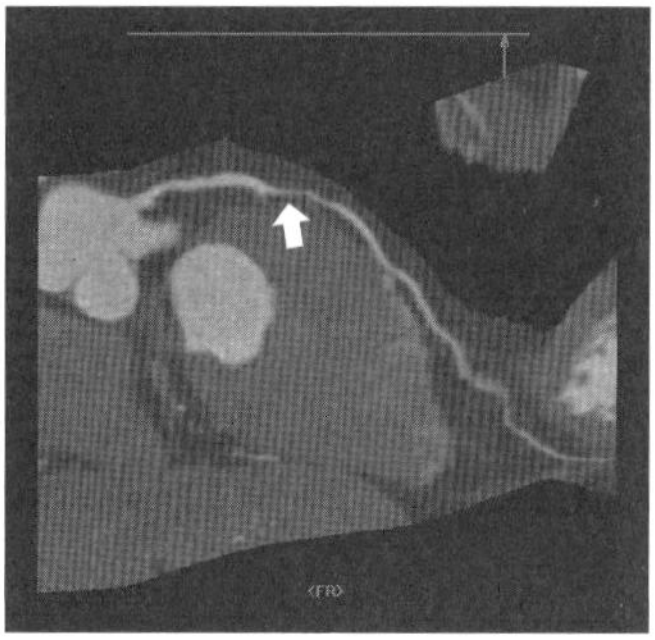

冠状動脈を縦切りにした図、矢印に狭窄がみられる

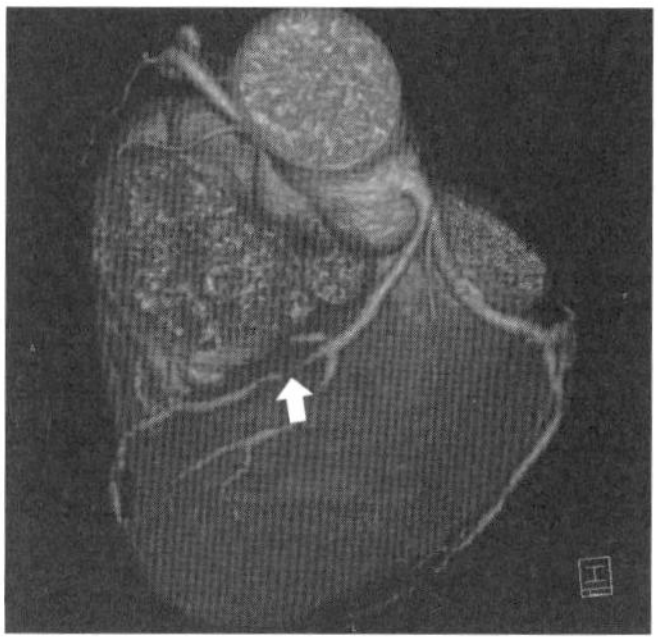

矢印の冠状動脈に狭窄がみられる

心臓と脳血管障害の関係

心臓病と同様、脳血管障害にも、脳出血のような急激で深刻な発作もあれば、脳の血管が詰まりぎみでも、大きな症状もなく、ある程度普通に生活のできる脳梗塞もあります。一時的に脳の血管が詰まると、日常の何でもないようなことが、うまくできなくなったりします。例えば、箸がぽろっと手から落ちる、片方のスリッパだけが脱げるなどのことです。

こういったささいなことが、医学的には脳梗塞の前触れとなる「一過性虚血発作（TIA）」であることはさきに述べました。

自覚症状や発作の起きる時間帯によっても病気の種類は若干異なるため、問診では、われわれ医師は、いつ、何をしていたときにその症状が起こったかを確認します。

その回答から、例えば、朝、起きた頃にすでに症状がある場合などは、その原因に心臓との関係がありそうだと見当をつけます。

さきに述べた心房細動などが原因で心臓の中にできた血栓が脳の血管に流れてきて突然詰まったり、僧帽弁狭窄、大動脈弁狭窄などの心臓弁疾患、心筋梗塞や心筋症などによっても血栓ができます。

頸動脈を通ってそれが脳のほうまで飛んできたとき、脳梗塞が起きるので、心臓と脳はけっして無関係ではありません。

急性の発作の場合、病院に運ばれると、頭部CTをとって、出血の有無の確認を急ぎます。出血の場合、頭部CT写真上、白く写ります。**白い部分がないと出血がないものとして脳梗塞と考えられます**が、念のためにMRIでも確認します。

このほか、麻痺の有無と状態、意識レベル、視野、言語、感覚等に障害がないか確認し、血圧、脈拍、呼吸などをチェックします。

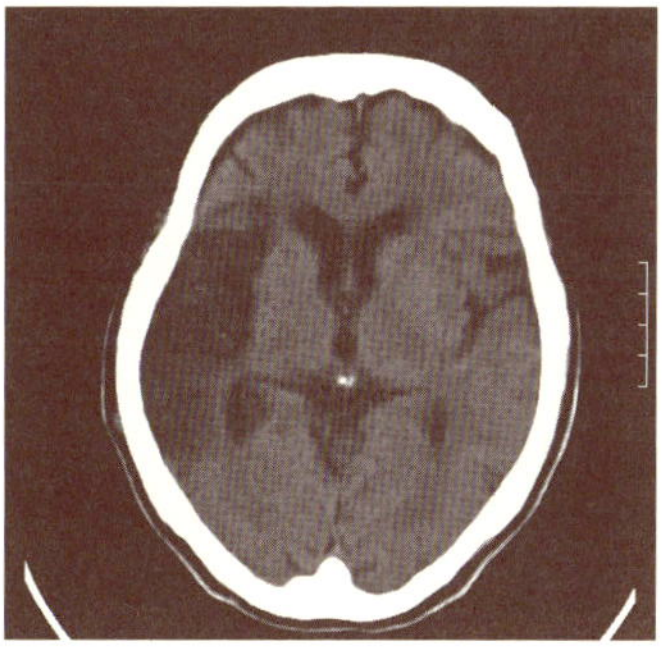

脳梗塞 CT
左側の黒い部分が梗塞部

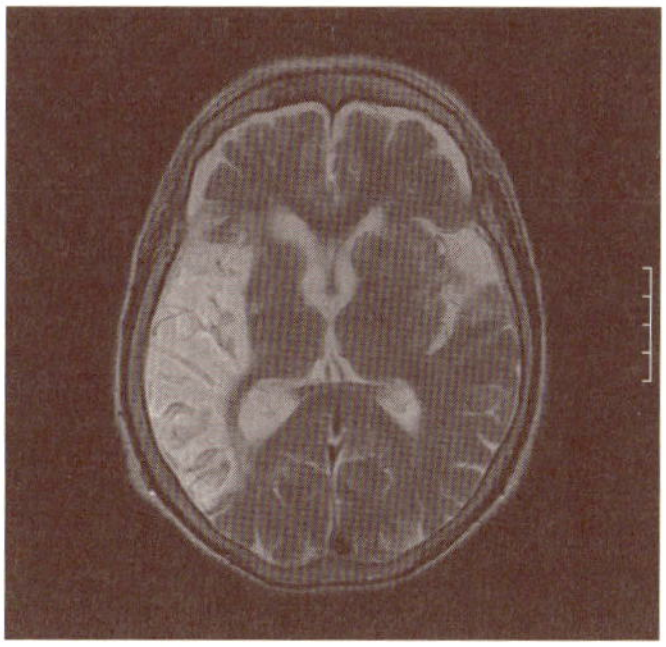

脳梗塞 MRI
左側の白い部分が梗塞部

を主体とした学会として認知され、約１万人の会員を擁しております。心音図や心エコー図が原点となった学会です。

実をいうと、日本は1956年にエコー技術の臨床応用が開始され世界のパイオニアであり、先頭を切ったのが大阪大学と東北大学でした。今や心エコー図検査は、ほとんどすべての心臓病検査の要です。狭心症・心筋梗塞は言うに及ばず、弁膜疾患、心筋症、血管疾患などの心臓病の主力検査です。

私は長年次の2つのことに力を注いできました。第1のことは、「心エコー＝学問」であることを定着させるため研究を積み重ねることと、第2に「心エコー＝臨床」であることを明らかにするためにいろんな心疾患に心エコーを適応し、その有用性を確かめることでした。この30年でエコーが当たり前のように利用されている現実は、私にとって大きな喜びです。

この間100名を越える先生方が私の元を訪れ、3ヵ月から2年間一緒に仕事をし、今は日本の各地でエコーマンとして活躍しております。その先生方は私の財産です。

「もし、弁膜症や心筋梗塞で病院を訪れ、心エコー図検査がまったく行われない場合、ただちに病院を変更してください。その病院には、心臓病を診療できる能力がないと判断できます。」と言えるほど心エコー図は発展してきました。

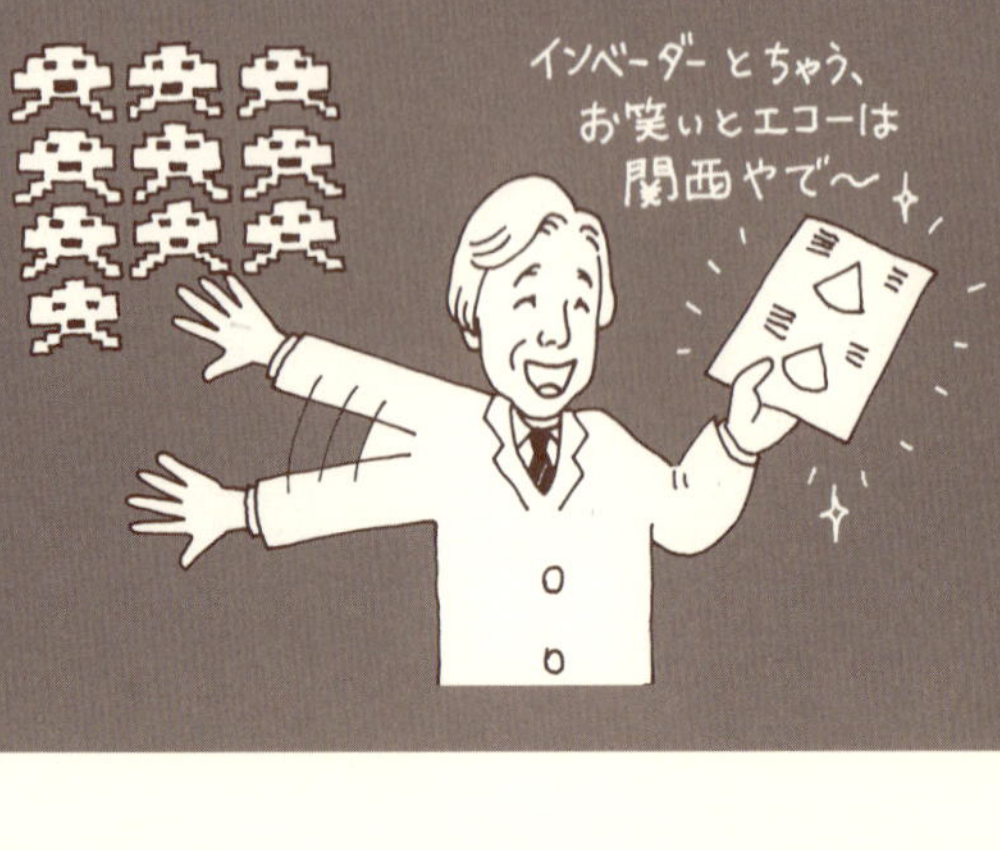
インベーダーとちゃう、
お笑いとエコーは
関西やで～

今は心エコー図が横綱

超音波を用いて心臓を調べる心エコー図検査は、医学的には「非侵《ひしん》襲的《しゅうてき》non-invasive」検査といって、「痛くない、しんどくない」検査です。この親戚筋にあたる言葉に「インベーダー」があります。SF映画に出てくる地球侵略をもくろむ宇宙人が頭に浮かびませんか。

動詞“invade”の形容詞形に“non”がついているところからも、人体を傷つけない無害な検査だとおわかりいただけるでしょう。

エコーは、心臓だけでなく、お腹や乳房、胎児の検査にも用いられ、体内の画像が見られることは、皆さんもご存じの通りです。

1960年代から70年代にかけて、スウェーデン、ドイツ、アメリカでエコーの技術が次々と花開き、研究成果が論文にまとめられていきました。当時の日本は、心音や心エコー図の診断技術においては世界でもトップクラスの実績を誇り、1970年頃「臨床心音図研究会」という学会が若手活躍の場ともなっていましたが、エコーマンも続々と輩出しました。

その後、学会の名称は1976年、「臨床心臓図学会」へと変わり、名物編集長の坂本二哉先生を手伝って、私も学会誌の編集に駆り出されることになりました。学術論文のはじめに必ず英語で書くことになっている「要約」部分もさることながら、すべて英語で書かれた論文もあり、目を通すのはひと苦労でした。診療のかたわら、せっせと海外の論文をお手本に、編集作業に励んだものです。仕事が深夜に及ぶと、つい一服しつつ一杯飲むことになり、「吉川君から戻ってくる原稿は、アルコールの臭いと煙草の灰がついている」と叱られたことなど、今では懐かしく思い出されます。

1986年、同会は、「日本心臓病学会」と改名し、日本循環器学会に続いて、日本で二番目の心臓病・血管疾患の学会となりました。臨床

5．薬と上手にやっていく

心臓や脳の薬は血管に効く

大雑把に言ってしまえば、心臓や脳の検査を受けて診断がつき、病名が明らかになるとき、たいていそこには「リスクファクターの元締め」である高血圧が存在します。このため多くの場合、血圧を下げる薬を処方されます。しかし出される薬は名前のむずかしいものが多く、聞いただけで血圧が上がりそうになります。

時には数種類を併用する場合もあります。もちろんそれは副作用を少なくし、あの手この手で症状を改善するためなのですが、心臓や脳の病気が、もともと血管の状態と深い関連があったことを思い出せば、少し手がかりがつかめそうです。

血管がどういう状態のとき、心臓や脳は「病気」を起こしやすくなるでしょうか。

簡単に言ってしまえば、血管の状態は、次の2つに集約されます。

1．血管が狭くなる

2．血栓や塞栓ができて血管が詰まる

これらが高血圧をもたらしたり、梗塞につながったりして脳や心臓の病気のリスクファクターになっているのですから、このリスクを取り除くか減らすことが治療になります。

となれば、ややこしい名前の薬は、おそらく、

1．血管を広げる

2．血液が固まるのを防ぐ

働きをするのだと見当がつきます。

降圧剤をはじめとする心臓病の薬はたいていこれを目指しているので、血管を拡張させて血圧を下げ、詰まる原因となる血栓ができないようにすれば、当然のことながら心臓病の発症リスクは下がってきます。

これらの薬は、必ずしも高血圧だけではなく、高血圧をリスクファクターとする狭心症、心筋梗塞、心不全などにも使われます。病気が病気をつれてくることを考えれば、これもまたうなずける話です。

同様に、共通したリスクファクターをもつ糖尿病に降圧剤が処方されても、ちっとも不思議ではありません。

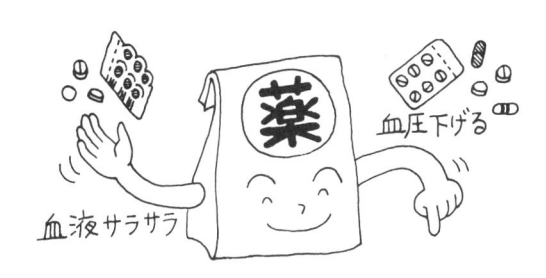

●血圧を下げる、血液をかたまらせない

実際は、血圧を下げるしくみは、それほど簡単ではありません。血管を広げるとひとことでいっても、「細胞内のカルシウムを抑制すると血管筋肉の収縮をおさえる」という理屈のもとに用いられる薬もあれば、血圧を上げるアンジオテンシンという物質の体内での産生を阻害したり、その物質に反応するレセプターにフタをして受け取れなくする方法もあります。

また、血管を詰まらせないための薬には、血液が固まるのを防ぐタイプ（**抗凝固薬**）と、血液を固まらせる血小板の作用を弱めるタイプ（**抗血小板薬**）とがあります。前者の有名なものがワーファリン、後者の代表がアスピリンです。このほか、できてしまった血栓を溶かす**血栓溶解薬**は、おもに脳梗塞の急性期に使われます。

また、からだの無意識の働きを調節する自律神経のうち、心臓を収縮させる交感神経を少し鈍らせて、あまりせっせと血液を送り出さないように調節する、あるいは血管を収縮させないようにするなど、主として筋肉に働きかける薬も血圧を下げる効果があります。

46ページで述べたように、塩分の過剰摂取などで体内にナトリウムが増えると血圧が上が

高血圧や心臓病に処方される主な薬

目的	薬の種類	代表的な薬名	用いられる症状 高血圧	狭心症	心筋梗塞	不整脈	心不全	主な作用
血管拡張	カルシウム拮抗薬	アムロジン アテレック カルブロック	○	○	○	○		<抗狭心症作用、抗不整脈作用、降圧作用> ・動脈を拡張させる。 ・刺激伝導系を抑制する。 ・心収縮力を抑制する。
	アンジオテンシン変換酵素阻害薬	レニベース コバシル タナトリル	○		○		○	<降圧作用、心機能改善作用> ・血圧を降下させる。
	アンジオテンシン受容体拮抗薬	ブロプレス オルメテック ディオバン ミカルディス	○				○	<降圧作用、心機能改善作用>
	硝酸薬	ニトログリセリン フランドル (ニトロールR) アイトロール		○	○			<抗狭心症作用> ・静脈を拡張させ静脈還流を減少させる。 ・冠動脈を拡張して酸素供給を改善させる。
交感神経抑制	ベータ遮断薬 (心収縮抑制)	メインテート アーチスト テノーミン	○	○		○	○	<抗不整脈作用、抗狭心症作用、降圧作用> ・心拍数を減少させる。 ・心収縮力を抑制する。 ・心筋酸素消費量を抑える。
	アルファ遮断薬 (血管収縮抑制)	カルデナリン	○				○	<降圧作用> ・血管を拡張させる。
ナトリウム排泄	利尿剤	ラシックス	○				○	<降圧作用> ・排尿を促進させ心臓の負担を軽減させる。
血小板機能抑制	抗血小板薬	アスピリン パナルジン	○	○	○	●		<血栓・塞栓形成抑制> ・血栓形成を抑制する。
抗凝固作用	抗凝固薬	ワーファリン		○	○	●		<抗凝固作用> ・ビタミンKに拮抗し、血液凝固因子の生合成を抑制する。
血栓溶解	血栓溶解薬	ウロキナーゼ			●			<血栓溶解作用> ・血栓を溶かす。
コレステロール抑制	HMG-CoA還元酵素阻害薬 EPA製剤	メバロチン リピトール リバロ ローコール エパデール	○	○	○		○	<コレステロール低下作用、抗動脈硬化作用>
心臓機能強化	強心剤	ジギタリス					○	<心機能改善作用> ・心拍数を低下させる。

●脳梗塞の予防もしくは治療にも有効

るため、利尿剤を用いて尿と一緒に排泄することも、血圧低下に有効です。とくに肺や体に血液が溜まることは、心臓にかかる負担が重くなることを意味します。心臓のポンプ機能が落ちている慢性心不全には、強心剤のほかに利尿剤もよく用いられます。

血圧を下げる薬の多様な働きと、使われる症状を表にまとめてみました。

薬剤投与の原則

血圧や心臓病の薬を投与されるとき、次の3つのポイントを知っておくとよいでしょう。

現在の薬はほとんど一日1回投与ですから、朝か夕方などと時間を決めて服用します。このため飲み忘れなどは非常に少なくなっております。

また、低い用量から始めることが多く、とくに利尿剤の場合は初回低用量を原則に、普通の錠数が1錠としますと半錠ないし4分の1錠から開始することが多いと思います。徐々に増えてきても、驚かないようにしてください。

血圧を下げる薬は、長期間飲むことが多いために、1種類の薬をたくさん飲むよりは、副作用の発現を抑えるためにいろいろな薬を組み合わせた併用療法が一般的です。

薬を飲むのは、**その症状を改善**することのほか、**より深刻な症状に陥らないように予防**する目的もあります。ニトログリセリンは、狭心症の発作を抑えてくれるだけでなく、不安定狭心症を防止し、心筋梗塞も防ぐ効果があります。

血栓ができないようにするアスピリンやパナルジンは、心房細動という不整脈の時にもよく処方されますが、これを飲むことによって脳梗塞の予防にもなっているのです。

同様に、高脂血症の薬として知られているスタチンは、血中コレステロールを下げる効果以上に、心筋梗塞の予防に多大な効果を上げていることが知られています。実際、一章で説明した通り、病気は友達好きなのか、高血圧の人の30%が高脂血症でもあります。薬を処方された時に、作用もあわせて知っておくことは、大切なことです。

薬にも相性がある

「鰻に梅干し」ではありませんが、薬にも、「飲みあわせ」がありますので、代表的なものをご紹介しておきましょう。

【ワーファリン×納豆・クロレラ】

ワーファリンは、血液の凝固を抑える抗凝固薬ですが、血液中に存在するビタミンKと対立的に働くのを特徴としています。

ビタミンKは、骨から溶け出すカルシウムを抑制して骨粗鬆症を防ぐ働きのほか、血液凝固にも寄与している物質です。つまり、これがあると、せっかく血液を固まらせないように服用されるワーファリンが、その効果を現すことができないのです。

ビタミンKが多く含まれる食品の代表は納豆です。ワーファリンを飲む方は、納豆を召し上がらないにこしたことはありません。また、比較的ビタミンK含有量の多い食べ物としては緑色野菜、例えばパセリ、ほうれん草、ブロッコリー、さらには緑茶、生わかめなどですが、これらは大量摂取しなければ問題ないでしょう。

よかれと思って摂っている健康食品やドリンク剤がワーファリンの作用を弱めることもあるので、内容をよく確かめる必要があります。とくに、クロレラは、おすすめできません。

これと反対のことが起きるのが血中にアルコールが存在する場合で、今度はワーファリンの作用が増強されます。ワーファリンを服用する前の6〜7時間はアルコールを控えるほうがいいでしょう。

このほか、総合感冒薬にはワーファリンの作用を増強する成分が入っている可能性が高いので注意が必要です。複数の薬を服用しているときは、主治医によく相談してください。

［カルシウム拮抗薬×グレープフルーツ］

一般に、薬やアルコールを飲むと、肝臓にある酵素によって分解され、無害化されます。ところが、血管拡張薬であるカルシウム拮抗薬を服用している人がグレープフルーツを食べたりグレープフルーツジュースを飲んだりすると、この酵素の働きが抑制されます。

このため薬の分解がうまくいかず、薬の作用が強く現れすぎるということになります。つまり、血圧が下がりすぎる恐れがあるのです。

くれぐれも気をつけてください。

［硝酸薬×強壮剤］

ニトログリセリンに代表される硝酸薬には、飲み薬、

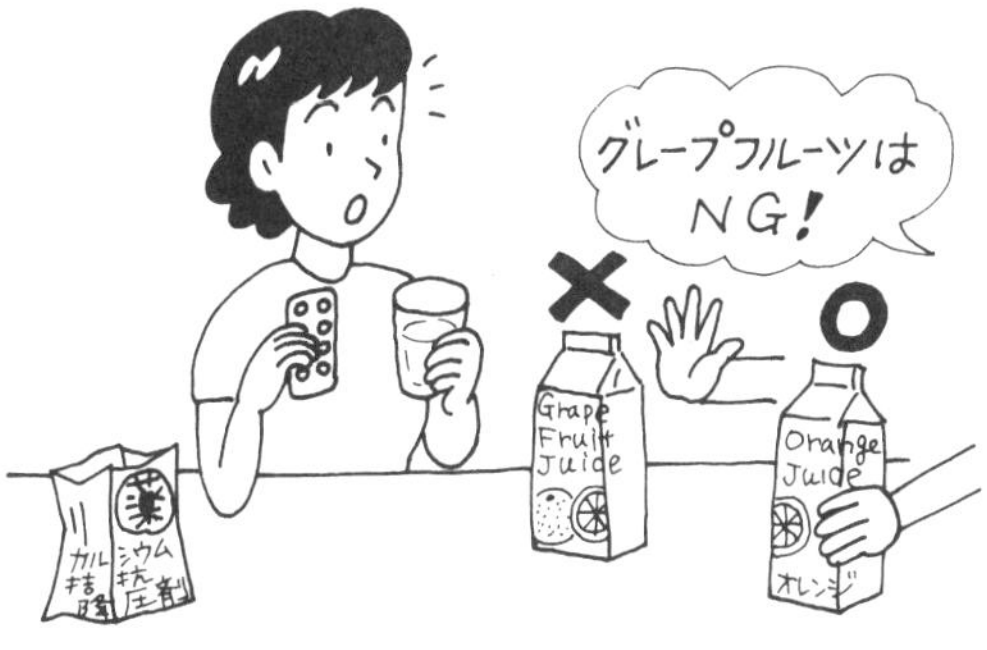

体に貼る貼付剤、舌下錠、スプレータイプなどがあり、発作時に症状を寛解させる薬としてもポピュラーです。

硝酸薬を飲んでいて、バイアグラを服用すると、過度の血圧低下が生じ、危険です。

注意すべき薬の副作用

[ベータ遮断薬→徐脈、呼吸器への影響、性機能低下]

心不全や突然死を予防するベータ遮断薬を服用する際は、徐脈をはじめとするいくつかの副作用があります。

徐脈は、脈拍が遅くなるということです。ただ、一分間の脈拍が60になっても50になっても、自覚症状も出現せず普通の日常生活が可能であれば、心配はいりません。歩くとふらっとするとか、力が入らないとか、倒れそうになるとかというような症状がある場合は、主治医に相談してください。

もうひとつの問題は、持病に喘息など呼吸器疾患を持っている方がベータ遮断薬を飲むと、呼吸器の症状が出ることが少なからずあることです。主治医と相談の必要がありますが、気管支や肺への影響が少ないベータ遮断薬もあります。

さらに重要な問題は性機能への影響で、性欲の低下が起こります。古いタイプのベータ遮断薬にはその傾向が強いようです。なかなか患者さんから言い出しにくいものですが、もし心筋梗塞の治療を受け始めてからセックスに元気が出ないという場合には、遠慮なく主治医に尋ねていただきたいと思います。

最近のベータ遮断薬は、そういう性欲減退効果がきわめて少ないようにできておりますので、薬剤を新しいタイプに変えてもらうのもひとつの手段です。効果が少ない場合にはバイアグラを服用されてもよいと思います。遠慮なく医師と相談してください。

【ワーファリン→出血】

抗凝血薬のワーファリンは、その目的からわかる通り、頻度の高い副作用として出血があり、飲み始めてから一ヵ月以内は注意が必要です。胃潰瘍や十二指腸潰瘍、膀胱からの出血、手術後、女性の月経など出血のある場合、服用を避けなければなりません。妊婦や妊娠している可能性のある患者さん、重い肝障害、腎障害の患者さんも避けるべきです。

一番多いのが皮下の出血で、ちょっと打ったところが青くなります。鼻血、血尿、歯肉の出血もありますが、まれに吐血とか下血なども起こります。出血の量や期間によっては、服薬を中断せずワーファリン投与を継続することも多くあります。

ワーファリンは、先述のように野菜や他の薬剤との相互作用がよくあるために、服用に注意を要する薬であるといえます。

手術という選択肢

自分がどうやら狭心症であることがわかり、ニトログリセリンをいつも携帯しているうちは、医師の指示通り適切に薬を服用し、症状が悪化しなければ問題はありません。自分の不得意を心得て、無理をしなければよいのです。

しかし、突然倒れてしまって緊急の処置を要する場合など、もはや薬だけを頼っているわけにはいきません。迷っている時間が命とりになることもあります。

救急で運び込まれた患者に対してだけでなく、狭心症全体においても、さきに診断法のところで説明したカテーテルを、検査ではなく、緊急的に治療の目的で用いることがあります。これは動脈硬化で狭窄した冠動脈を広げる手術で、専門用語では「経皮的冠動脈形成術（ＰＣＩ）」、いわゆる「風船療法」と呼ばれるものです。

図のように、先端に風船（バルーン）のついたカテーテルを使って、冠状動脈の狭窄部でこの風船を膨らませ、動脈を広げるのです。風船で十分に広がらない場合は、特殊な合金による金属を網の目状にした筒（ステント）を血管の内部に入れ、内側から補強する方法があります。

心筋梗塞になればできるだけ早くこの手術を行い、血管の血液の流れを回復する必要があります。

冠動脈造影検査と同じ要領で局所麻酔し、カテーテルは足の付け根、肘、手首の動脈から挿入します。内科で行われる一般的処置で、比較的身体的負担もありません。

風船療法は、冠状動脈を広げるために行います。この方法だけでは十分でないと考えられる場合、あるいはこの方法が向かない場合は、心臓バイパス手術を行います。

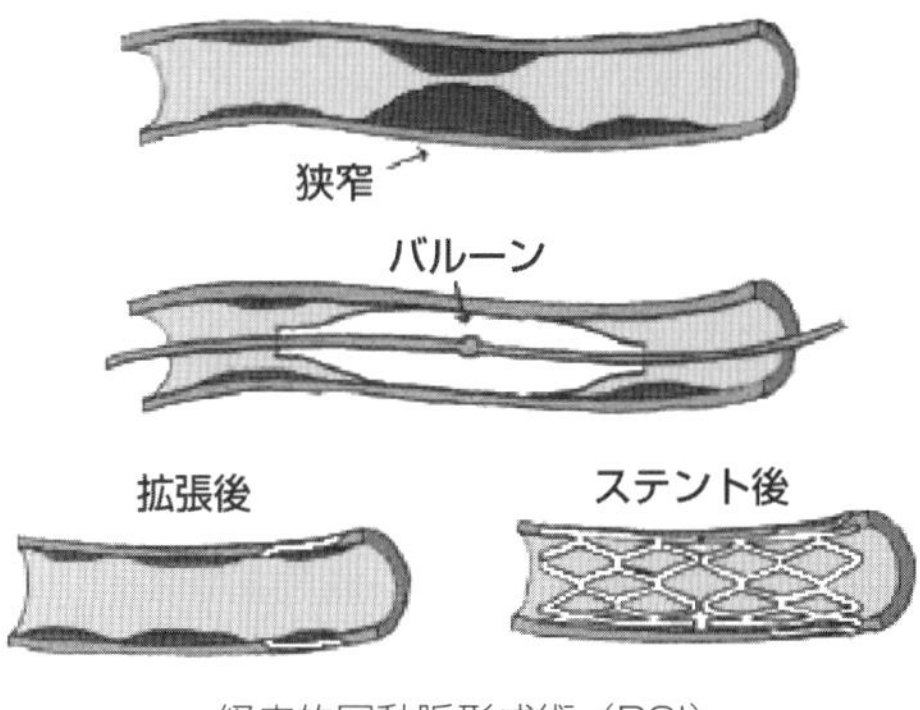

経皮的冠動脈形成術（PCI）

バイパス手術は、心臓をぐるりと取り囲んで分布する3本の冠状動脈（100ページ参照）すべてに狭窄がある場合や、左側の冠動脈の根元部分に治療が必要な時に選択されます。

その名の通り、狭窄によって血流の少ない血管に、血流の多い血管からバイパスをつないで、血液の新しい流れをつくる方法です。風船療法に比べて、狭窄がほぼ再発しないという点では効果も高く、二〇〇三年度のデータでは、約二一、〇〇〇件の手術件数のうち、手術による死亡率は一・九三％（日本胸部外科学会）と、成功の確率はきわめて高いといえます。

ただし、手術時間が約5時間と長くかかることによる患者さんの負担に加え、まれに合併症として、脳の血管が詰まるなどの例もあります。

患者さん自身が「風船療法」か「バイパス手術」かを選択することはむずかしいことです。やはり、自分の主治医のアドバイスに従う、あるいはセカンドオピニオンを聞くことが最もよいと思われます。

つかず離れず薬とつきあう

これまで、主として高血圧やそれが引き金となる心臓、脳の病気に処方される薬の働きと限界についてお話してきました。

薬とは、長いつきあいになることも多いものです。しかし、薬だけを飲んでいれば、それですべてが解決できるというものではありません。むしろ、薬にできることは、限られているという考え方をすべきではないかと考えております。

薬が劇的に効果を上げるのは、病気の種類でいいますと、感染症の時の抗生物質、または解熱鎮痛剤などです。血圧や糖尿病などの薬は劇的な効果や短期間での回復を期待してはいけません。気長にゆっくりと治していく心構えが必要です。

それよりも、自分の生活の癖を知って、もしそれが病気につながるような生活習慣であるのなら、なるべくそれを正すようにすることのほうがずっと大切です。

生活習慣病が国民的課題となって以来、その根本

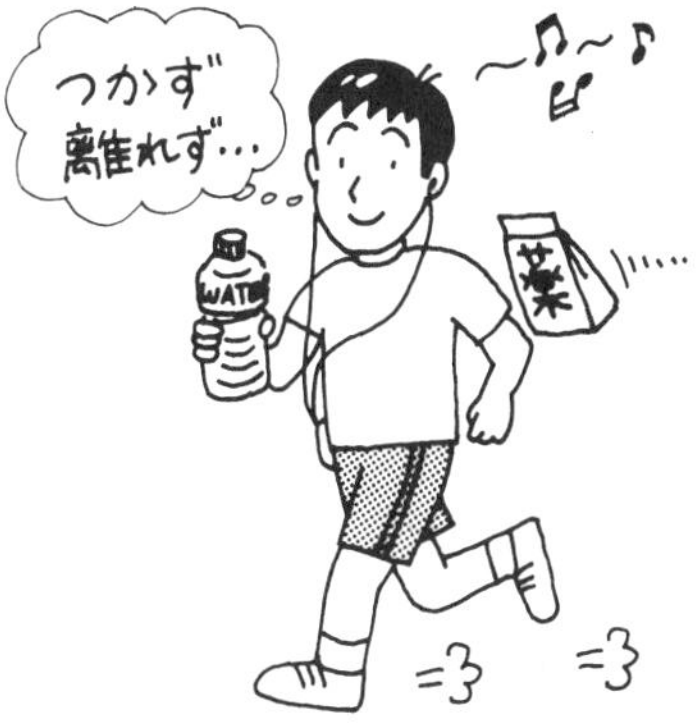

的解決策は、結局のところ、自分を見直し、暮らしを見直すことの中にあるのだということを、医療に携わっているわれわれが実感していることが、何よりの証拠ではないでしょうか。

考えてもみてください。江戸時代に現代のような生活習慣病があふれていたでしょうか。運動不足、ストレス、飽食・過食が大きな原因なのです。薬も大切ですが、この問題を解決せずに薬を飲んでも効果がありません。基本はあくまでも生活習慣です。

第4章

持病は長生きの友

そこそこ元気で
それなりに

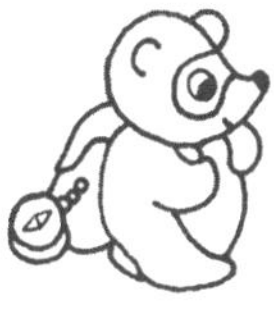

ぽちぽちいこか

1. ぼちぼちつきあう自分の病気

内田百閒と「三病息災」？

明治の小説家で夏目漱石の門下、『阿呆旅行』『阿房列車』などの鉄道随筆でも有名だった内田百閒《ひゃっけん》という人がいます。無類の酒好きで変人だったこの人に、『一病息災』*という随筆があります。読んでみると、一病どころか、その持病の多さに驚かされます。

動悸はもちろん、心臓が一時的に止まって不規則になる結滞《けったい》などの不整脈に加え、腎臓にも悪いところがあったようですし、子どもの頃からの喘息は夏になると繰り返し現れては、百閒を苦しめます。加えてじん麻疹。

「一病」どころではありませんが、ぶつぶついいながらも、百閒さん、意外と元気です。なかなかいいことを書いていると思わせるのは、次のくだりです。

「……動悸や結滞はしばらく遠のいてゐるが時時思ひ出した様に起こる。さうすると矢つ張り苦しく、忘れてゐた苦痛の復習をする。発作だからその内になほる。なほつた後で、忘れてゐたのは発作時の苦痛ではなく、何ともない時の胸の中のこの何ともない有り難さであると云ふ事を痛感する。喘息は毎年夏になると起こる。夜半から未明にかけて苦しくなるのだが、矢張り発作だからそのうちに治まる。治まつた後で一服しながら、喘息でなく当り前に呼吸をしてゐると云ふこの具合の良さは喘息持ちでなければ知らない。病気のお蔭で呼吸の味はひを知つて勿体ない事だと思ふ」

一服とはもちろんたばこのことで、百閒は、元来からだが弱いのに、酒、たばこの不摂生をあらためもせず医者から酒量を制限されても、懲りもせずに

「さう云はれてから、もう何ケ月も経つてゐる。その間一度も緩和してくれないのは小林博士の手落ちであらう」などと勝手な理屈をつけて飲み始めます。挙げ句に、「結滞の不安は燗酒が一番の薬」などと言い出す始末です。

これで八十二歳の天寿をまっとうしたというのですから、リスクファクターが必ずしも寿命

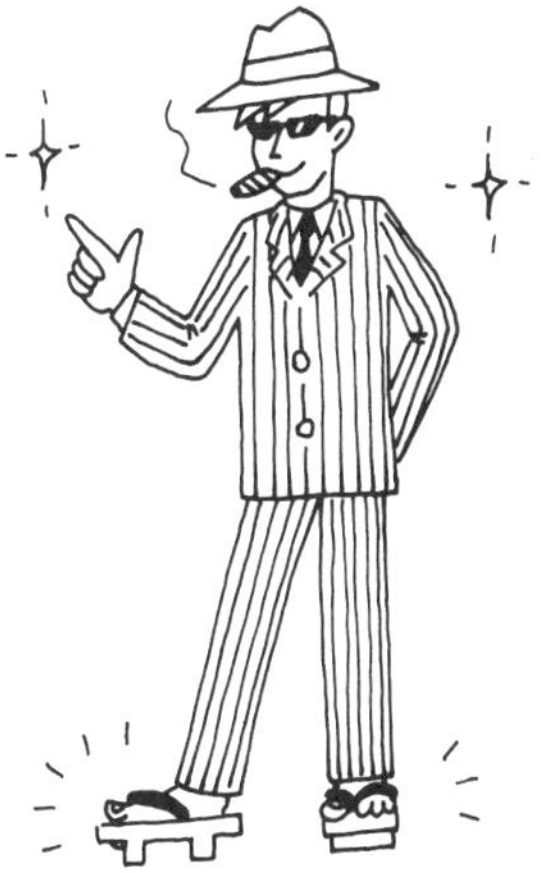

どこかひとつくらい悪いところ

を縮めるものとはいえないことがわかります。

今は、的確に診断さえつけば、医療の力で病気の勢力を弱めることもできます。そうなると、「一病息災」どころか「三病息災」も、あながち言い過ぎではないように思います。

年齢を重ねれば、どこかひとつふたつぐらい悪いところも出てきます。持病を友のように遇して、つきあっていくぐらいの気持ちでいいのではないでしょうか。

*『一病息災』(内田百閒・中公文庫、二〇〇三年)

性分と病気グセ――短気でせっかちだと病気に好かれる

世の中には「何でも自分でやらないと納得できない」方々が少なからずおられます。このような人は、たいがい短気でせっかち、大阪弁でいうところの「いらち」です。

社会的には成功するかもしれませんが、病気にとっては恰好のターゲットです。血圧も上がるでしょうし、狭心症・心筋梗塞にもなりやすいことが知られています。

人はなかなか自分で性格そのものを変えることはできませんが、中には年を取るにつれ、病気が近づくにつれ、性格が穏かになる方がおられます。また、軽い狭心症などを患い、病気のことをよくご説明すると、人が変わったように物わかりがよくなられる方もおられます。

これは、性格が変わったのではなく、厳しい社会生活を避け、ご自分や家族をより大切にしようと考え方を変えられたのだと思います。

医学的には、このような方は大変安全です。このような人々を見習いたいものです。

医者も時には素人

私（吉川）の患者さんにはお医者さんが多いのが特徴です。

「対応に困るやろ」と心配してくれる同僚はいますが、大変気楽なことが多いようです。少々難しいことでも診療結果を正直にお話しするよ

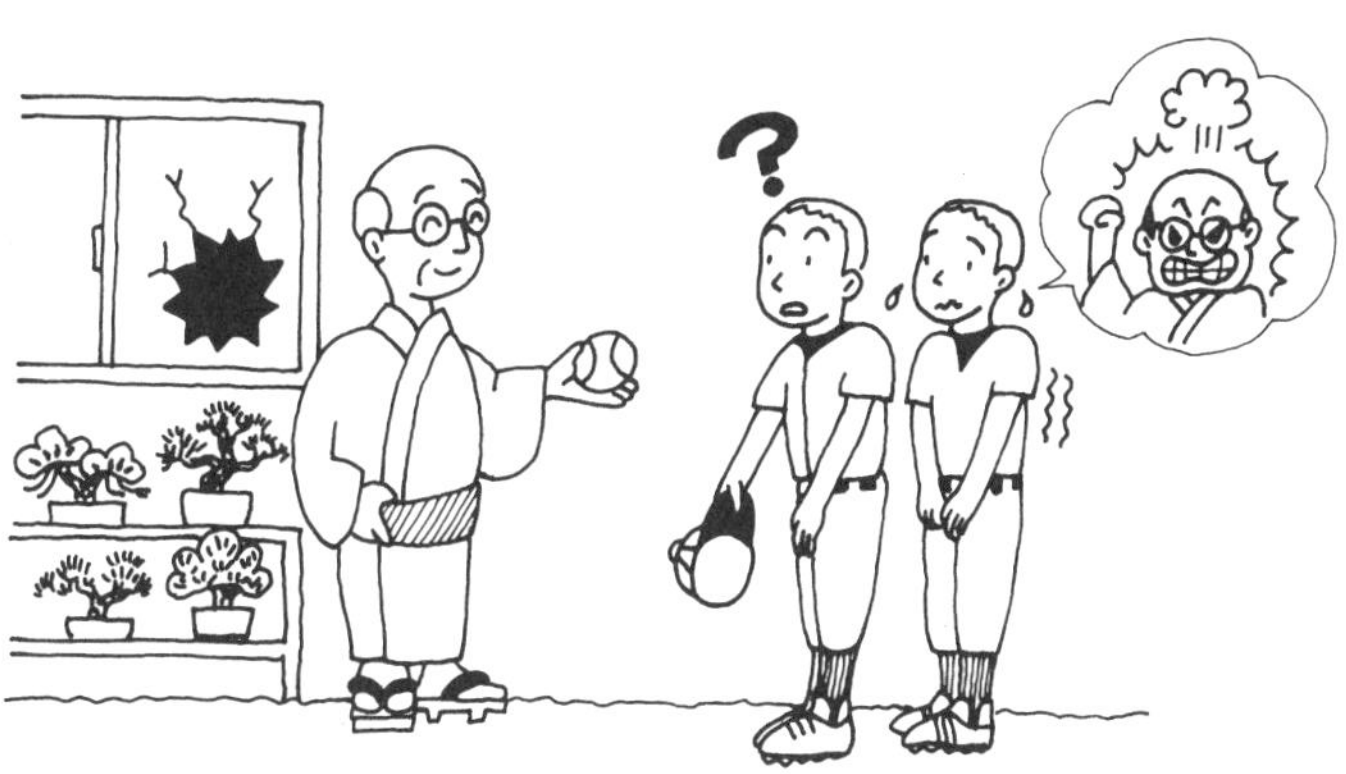

人が変わったように穏やかに

うに心がけています。かと言っても、領域がちがえば医師もまったくの素人になりえますので、他の患者さんと本質的には同じだと思います。いつも自分の信念に応じて対応しています。

例えば、自分の病院の心臓外科医が不得意な手術があれば、他の病院に送ってきました。「そんなこと、当たり前やろ」とおっしゃるかもしれませんが、もしこれが当の心臓外科医の知るところとなれば喧嘩になります。この場合、患者さんがその病院で立場の高い地位にあればなおさらです。

私は、ある日教授の地位にある先生の診察を行ったところ、重症の僧帽弁逆流で直ちに僧帽弁形成術が必要だと判断しました。僧帽弁とは、左心室の入り口にある最も大事な弁です。この弁の働きがうまく行かないと、いつも一定の方向に流れるべき血液が、逆流してくることになるのです。

当時、その教授は日本有数の専門病院で診療を受けておられたのですが、手術のことは主治医から何も言われていなかったようです。その主治医が病院の外科を信頼していなかったわけでもないでしょうが、ことによると、僧帽弁形成術に対する正しい知識を持っていなかったのでしょう。

私は、当時僧帽弁形成術できわめて信頼できる神戸の病院を選び、そこで手術を受けてもらいました。手術は見事に成功し、今ご本人はまったくお元気です。本当は私は、当時自分の病院の外科医に僧帽弁形成術をさかんに勧め、それを発展させる立場にあったのですが、それを怠ったという非難を受けたのを覚えております。

ついでに説明しますと、僧帽弁逆流は大変多い病気です。その診断には聴診器や心エコー図（心臓の超音波検査法）が必須です。

昔は傷んだ弁を摘出し、人工の弁を体内に挿入する「人工弁置換術」という手術で治療していましたが、人工の弁は体内で壊れたり、機械弁の場合、血栓ができないようにワーファリンを一生飲み続ける必要があり、大変なことです。

一方、約二十年前から自前の僧帽弁を修繕・保存しようという僧帽弁形成術が普及してきました。この方法では、ワーファリンを飲む必要がなく、手術後の予後や心臓の機能もより良いことがわかってきました。

今は、世界でこの僧帽弁形成術が僧帽弁逆流に対する標準的な治療法になろうとしています。

きまじめな営業マンと薬

私の患者さんの中でお医者さんについで多いのが製薬会社の方です。彼らは医師の技量や人柄を側面から厳しく見ておりますので、彼らから信頼されるのは真に嬉しいことです。

日本の製薬会社の方は、患者さんになられても、猛烈な会社マンです。えらいもので、ご自分の勤めている会社の薬品を使うことを希望されます。天晴《あっぱ》れです。ただし、それでうまく治療できないこともあります。

一例をご紹介すると、高血圧、冠動脈疾患の患者さんで某大手メーカーの大変優秀な営業部員の方に、その企業の降圧剤（アンジオテンシン変換酵素阻害剤）を出すと、咳の副作用が出ました。また、利尿降圧剤を出しますと、血糖が増加したり血液中のカリウムが減少したり、尿酸が上昇したりします。

しかし、自社の薬を飲むという意思は強く、しばらく続けておりました。ある時、冠動脈疾患の薬を変更するタイミングが来たときに、

「それでは降圧剤も変更しましょうか」

と突っ込んだところ、ようやく降圧剤の変更にも同意され、今は血圧も冠動脈疾患もうまく

コントロールされており、副作用はまったくありません。

薬の会社に勤めておられるのですから、自分が今飲んでいる薬の効果も副作用も知っているはずです。それなのに、ひとこともいわない人柄を、ほほえましいと思いつつ、もうちょっとええ加減な人なら、病気にもならんのとちがうか、と、こっそり思ったことでした。

ぼちぼちつきあう心臓病

結局のところ、年齢を重ねると血圧が上がるのは当たり前のことです。血圧以外にも、自分の弱いところや病気グセを知って、日頃から注意して自己管理を心がけていれば、めったに大事には至りません。何かの縁で病が友となった時は、われわれ医者を活用しながら、できることをぼちぼちやって、自分をいたわることが大切です。

そのような病気の代表が心不全です。

心臓のポンプ機能が落ちてくる心不全は、たいていの場合、原因となる病気があります。その病気によって心臓の筋肉が傷んでいる状態なので、治療を施せば完全に治るという種類の病気ではありません。ですから、無理をしたり治療を中断したりすると、また元通りです。

いったんよくなっても、ぼちぼちつきあって、治療を続けていかなければならないのが心不全という病気です。

原因疾患が弁膜症などとはっきりわかっていれば、弁形成術や人工弁置換術を行って弁の故障部分を治したり、冠状動脈が狭窄していれば風船療法やステントという金属の筒で拡張する方法で、根本から原因を取り除くこともできます。

しかし、心筋症といって、心臓の筋肉が厚くなっていたり薄くなっていたり、はたまた硬くなるような病気がもとで心不全が起きているとすると、まず心筋症自体の原因特定がむずかしく、根絶できる治療も残念ながらありません。

このような場合には、病気の進行を遅らせたり、悪くならないように服薬治療を継続することが重要です。それとともに、自己管理として、太りすぎないこと、たばこ、塩分、アルコールを控えるよう心がける必要があります。

血圧が上がりそうな状況を避ける

遺伝などもあるので、「ふまじめな人は心臓病にならない」、とも言いきれませんが、どちらかというと、心臓が悪いという人は、たいていまじめな性格で、正義感が強いとか、筋の通らないことが許せない、などの性分を持ち合わせているようです。

そのような方にとって、新聞、テレビで見聞きする事件や、有名人がいい加減なことをしゃべっている様子など見ることがそのまま、すぐに「けしからん！」と、血圧の上昇に直結します。

納得のいかない出来事、時間通りに出てこない食事、ふがいない子どもや孫、あるいは、自分自身や世の中に対して、「もうちょっと、なんとかならんのか」と思ったときにまた、ぐっと血圧が上がることなど、本人よりむしろ、まわりの方のほうに思い当たることがあるかもしれません。

自分でわざわざイライラの種をみつけて血圧を上げてみてもつまりません。君子危うきに近寄らずと申します。見なければ腹を立てずにすむ物や事は見ない。聞いておもしろくない話は、耳にフタをするか、右から左に流す。口に出して角の立つことは、こらえる。

生活の中で気に入らないことをいちいち数え上げていたら、血圧は上がりっぱなしになってしまいます。自分にとってストレスになりそうなことから上手に身をかわすのも、一種のリスクマネジメントと割り切って、時には嫌なものから身を遠ざけるのも必要かつ重要なことです。

心臓が弱っているときのストレスは、心理的なもの以外にもちろん物理的なものもあります。

ある程度の年齢になってくると、風邪をひくというのが、けっこうこたえます。とくに咳が出る場合、呼吸が乱れることになりますので、心臓にも負担がかかります。

また、温度変化にも十分に注意したほうがよいでしょう。冬場など、急激に寒い戸外へ出ないようにすること、家の中でも、風呂場の脱衣所やトイレなど、肌を出すような場所が極端に低い温度になっていないよう暖房器具で調節するなどのことは、何でもないことに見えて大切なことです。

風邪を完全に予防する方法は正直言ってありませんが、よく睡眠をとり、外出前後に「うがい」を励行するといった一般的な方法が意外と有効です。

また、風呂の湯の熱いのが好きな方もおられますが、からだのことを考えて、40℃位のぬるめの湯に

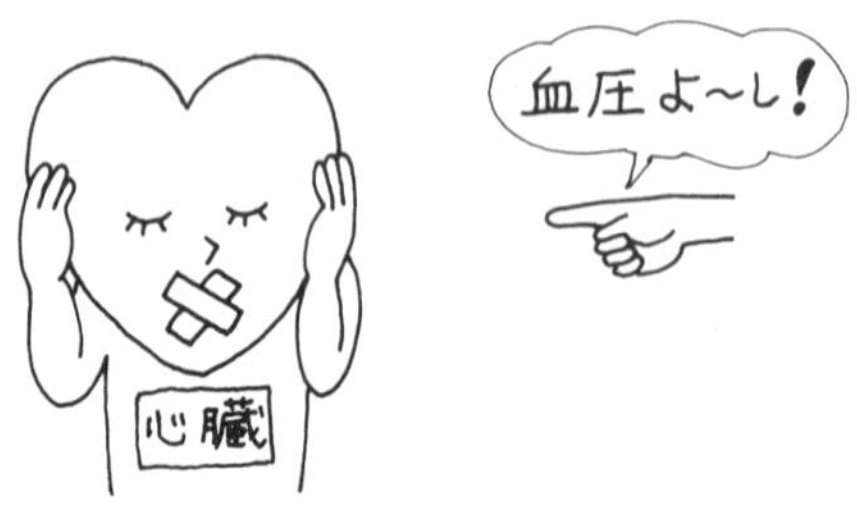

ゆったりつかるなども、リラックス効果があって、いいものです。もちろん、長時間の入浴は、心臓に負担になるので、疲れない程度に10分以内の入浴ををおすすめします。

国民病「糖尿病」も肥満がリスクファクター

厚生労働省による「平成十四年糖尿病実態調査」では、平成九年現在で、「糖尿病が強く疑われる人」または「糖尿病の治療を受けている人」の合計が約七四〇万人でした。「糖尿病の可能性を否定できない人」八八〇万人を含めると、糖尿病患者は合計一六二〇万人にものぼります。このままでは「二〇一〇年には二〇〇〇万人突破」も懸念され、国民の六人に一人が糖尿病または予備軍となりえます。

この調査では、**肥満度が高いほど糖尿病の有病率が高い**ことも明らかにされています。

糖尿病のことを語る際に必ず出てくるのが「インスリン」です。健康な人では、膵臓から分泌されるインスリンというホルモンの働きで、血液中の糖分の量がほぼ一定に保たれています。食事のあと血糖値が高くなると、インスリンは糖を筋肉と脂肪に取り込ませます。また、肝臓でつくられ蓄えられている糖が、必要のない時に血中に放出されることのないように、抑える働きもしています。この2つの作用により、血糖値が極端に上昇しないようになっています。

糖尿病とは、このインスリンの働きがうまくいかず、慢性的に高血糖になった状態です。遺伝や環境要因も発症に関与していますが、軽ければ自覚症状がほとんどないため、長期間放置される糖尿病が非常に多くなっています。よくいわれる「口の渇き」「多飲、多尿」「体重減少」などは、糖尿病に伴う代謝異常（糖や脂質などの栄養素の取り込みがうまくいかない状態）がかなり進行しなければ認められません。

糖尿病がこわいのは、自覚症状がないまま長期間放置すれば細い血管に障害をきたし、いわゆる三大合併症である網膜症、腎症と、複雑な症状を呈する神経障害が起こってくることです。

さらに糖尿病は、動脈硬化を招いて心筋梗塞や脳梗塞などの発症率を高めるリスクファクターでもあります。

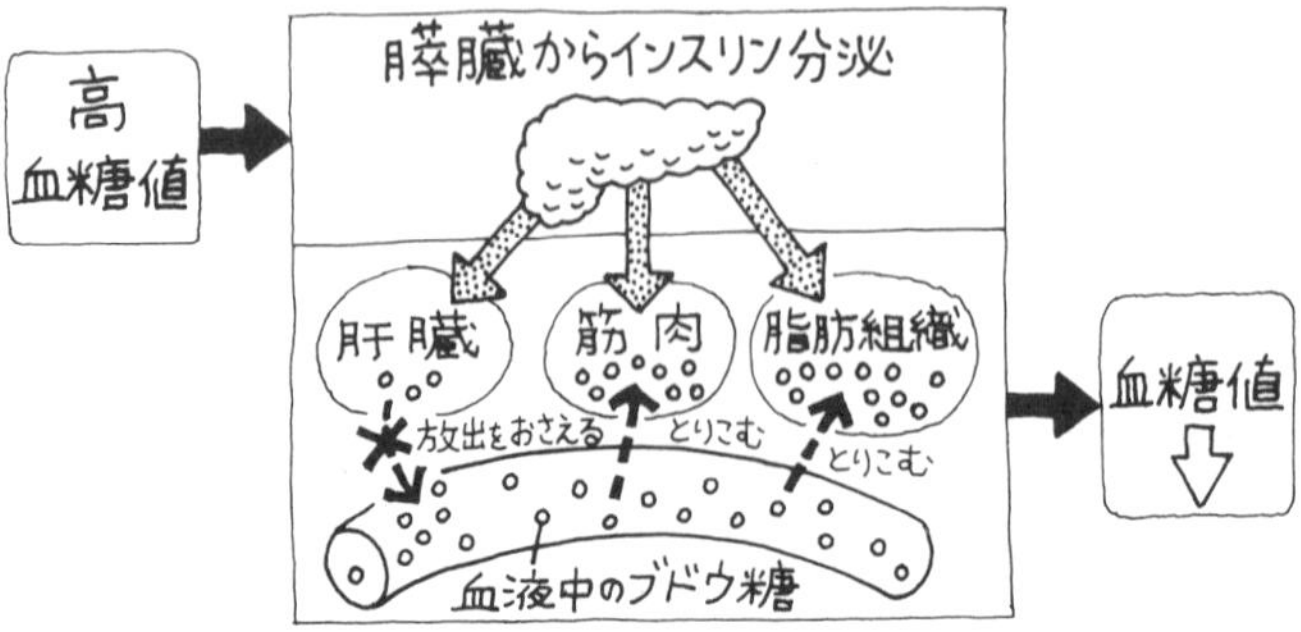

そしてその糖尿病と切り離せないのが、本書で繰り返し述べているメタボリックシンドロームなのです。グラフからも、肥満と糖尿病がいかに近しい関係かがわかります。参考になさってください。

現在の肥満度別、糖尿病有病者の割合

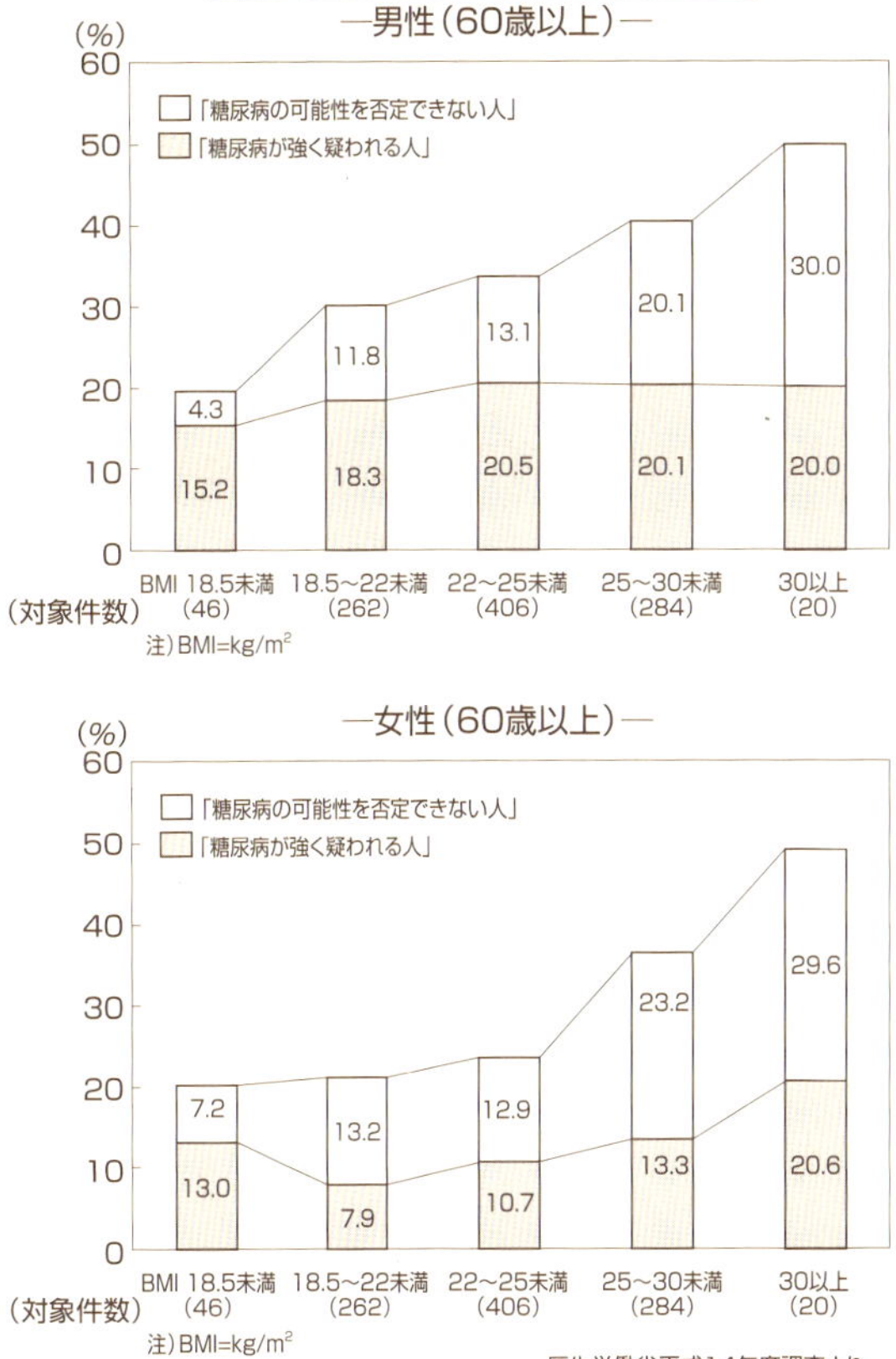

厚生労働省平成14年度調査より

ぼちぼち減らそう、食事と体重

糖尿病の発症要因には2つあります。インスリンを分泌する細胞に問題がある「1型（インスリン依存型）」と、遺伝的な要素に肥満や運動不足などの生活習慣が重なって発症する「2型（インスリン非依存型）」がそれです。

「1型」の治療にはインスリン注射が不可欠ですが、比率としては糖尿病全体の2～3％程度で、80％を占める「2型」は、薬の服用は必要ですが、まさにメタボリックシンドロームの予防改善策である「**食事制限と運動**」が重要な治療法として認識されています。

もともと美食家が多い糖尿病の方にとって、好物をいろいろ禁止されることは、おもしろくありません。よく患者さんからぼやかれるように、

「こんなことでは、ワシ、食うもん、なくなってくる……」

というのは本音でしょうし、食事をつくる家族の方も、ややこしさに血圧が上がりそうになります。

大切なことは、「血糖値を下げるために定められた一日のトータルカロリーを厳守」して食事を摂ることです。

人が生きていくのに必要な総エネルギー量は、身長、年齢、体重、その人の生活の質、仕事、活動量などから決まってきます。肥満でない成人では、体重1kg当たり30kcalが必要です。六十五歳以上になれば、基礎代謝量が低下するので必要なエネルギーも減少し、25kcal／kg以下でよいとされています。

一方、やせるためには、カロリーの収支バランスをマイナスにする必要があります。これにはおおよその目安として、**「体重1kg当たり25kcal以下」**を目指せばよいので、体重70kgの方の場合、1750kcal未満となります。

標準体重は、二章で述べた肥満度BMI*の22にあたります。年齢が進むと代謝が落ちてくるので、知らず知らずの間に、この22を超えた体重になることがあります。

一日に必要なカロリー量は、現在の体重や仕事をもとにを算出されますので、体重が多ければ多いほど、一日のカロリーを少なくするのが治療法のひとつですが、急激な減量は危険ですのでゆっくりとダイエットしましょう。

カロリーに基づいて食品を摂取する場合、『糖尿病食事療法のための食品交換表』（日本糖尿病学会編）が大変参考になります。糖尿病の患者さんは是非書店で入手されるとよいでしょう。

食事療法で大事なことは、まず、自分の今までの食生活を把握することから始め、急激にではなく、ゆっくり改善していくことです。

＊ＢＭＩ（Body Mass Index）は、体重（kg）÷身長（m）÷身長（m）で求められます。逆算して、身長１６５cmでは、1・65×1・65×22で、58・8kgがＢＭＩ22の標準体重です。同じ身長１６５cmで体重70kgの人は、70÷1・65÷1・65でＢＭＩは25・7となり、日本肥満学会の基準で「1度」の肥満に相当します。

●食事のポイントは、トータルカロリーとバランス

たしか二章で、減量する際には、一日のトータルカロリーを調整すればよいので、食べ過ぎたか飲み過ぎたと思ったら、翌日の昼食を抜くなどしてもよい、と述べたかと思います。ただし、こと糖尿病の人に関しては、「一日三食、分割して食べる」ことを原則としていただきたいと思います。糖尿病患者は、血糖値を下げる薬を内服してるので、低血糖予防のために、極端に食事時間を空けないように配慮が必要なのです。

食事時間も、せかせかしないで、ゆっくりと取る。食べ過ぎを防ぐ――いわゆるどか食い、早食い、ながら食い、つまみ食いはよくありません。

夕食はできるだけ遅い時間に摂らないように、夜の十時までには終えていることが望ましく、また、急激に血糖濃度を上昇させる甘い飲み物やお菓子はできるだけ制限するほうがよ

いでしょう。

また、カロリーオーバーの原因になるサラダのドレッシング、マヨネーズなどの脂肪食品や調味料のカロリーにも注意しましょう。

アルコールは1グラム当たり7kcalの高エネルギーですが、適度なアルコールは心筋梗塞や脳梗塞、脳出血のリスクを下げます。完全な禁酒ではなく、控えめに飲むことは悪いことで

よく使う調味料のカロリー

品　目	カロリー/小さじ1（kcal）
こいくちしょうゆ	4.3
うすくちしょうゆ	3.2
食塩	0.0
砂糖	11.5
甘みそ	13.0
辛みそ	11.5
ウスターソース	5.9
みりん	14.5
ケチャップ	7.1
マヨネーズ	35.2
フレンチドレッシング	13.4
カレールウ	30.7
ハヤシルウ	30.7
めんつゆ	2.6
はちみつ	20.6

厚生労働省　五訂日本食品標準成分表

6つの食品群

1．穀物・いも・炭水化物の多い野菜と種実・豆（大豆を除く）
2．果物
3．魚介・肉・卵、チーズ・大豆とその製品
4．牛乳と乳製品（チーズを除く）
5．油脂・多脂性食品
6．野菜（炭水化物の多い一部の野菜を除く）・海草・きのこ・こんにゃく

日本糖尿病学会編　糖尿病食事療法のための食品交換表第6版

はありません。

何よりも大事なのは、たくさんの種類の食品をバランスよく取ることです。先述の「食品交換表」では、栄養バランスが偏らないよう、表のような6つのグループに分類してあり、同じグループ内では、食品どうしを入れ替えても同じ栄養とカロリーが摂れるよう一覧にしています。

炭水化物を1と2から、蛋白質を3と4から、脂質を5、ビタミン、ミネラルを6から摂れば、バランスのいい献立をつくることができます。

要注意！　糖尿病と低血糖発作

治療中の糖尿病の患者さんにとって、生命にかかわる重大なことに低血糖発作があります。ふだん飲んでいる量の薬、ふだん注射しているインスリンの量でも、タイミングを見誤ると、時に低血糖に見舞われることがあります。

低血糖発作とは、例えば、次のような状態を指します。

いつもなら、昼食の前、十一時頃、インスリンを打っておく習慣のAさんが、たまたまその日、ある会合があったため、午前七時に、家を出がけに打ってきたそうです。午前の予定が長引き、お昼が少々遅れました。夏のことで、友人と一緒に冷房の効いたレストランへ入り、席についたところ、急激にからだが震え出し、動悸が激しく、冷や汗がダラダラと流れ、今にも気を失いそうです。

居合わせた人は、何ごとかと、びっくりしましたが、低血糖発作だとわかり、すぐにチョコレートパフェを注文し、なんとかおさまったそうです。

この方の場合、ちょっとうっかりしたことから発作が起きました。糖尿病をもっている方は、自分の血糖値について、いつも注意し、気が遠くなるような症状が出た場合、すみやかに砂糖やジュース、ブドウ糖などを飲んでください。

もちろん、ただちにかかりつけの医療機関に行き、血糖値を測定してもらうことも重要です。とくに体調が悪い場合や、食事をせずに血糖降下剤や抗糖尿病薬を飲んだ場合、インスリンを注射した場合に突然起こる可能性があります。

低血糖を長く放置しますと脳に致命的な障害を残しますので、適切に対処しなければなりません。

王様を苦しめた病気「痛風」

フランス国王のルイ十四世、モナリザの作者であるレオナルド・ダ・ヴィンチも痛風だったといわれています。古代、中世の西洋において、一般庶民ではなく、歴史上の偉大な人物の多くが痛風で苦しんだという記録から、別名「帝王病」「ぜいたく病」とも呼ばれてきました。

ある日突然、足の親指の付け根にある関節部分が赤く腫れて痛みだします。

痛みはかなり激烈で、大人でも二～三日歩けなくなるほどです。大抵の場合、消炎鎮痛剤により一週間から十日ほどで痛みと腫れが引きます。しかしその後も再発し、定期的に発作を繰り返すケースが多くみられます。

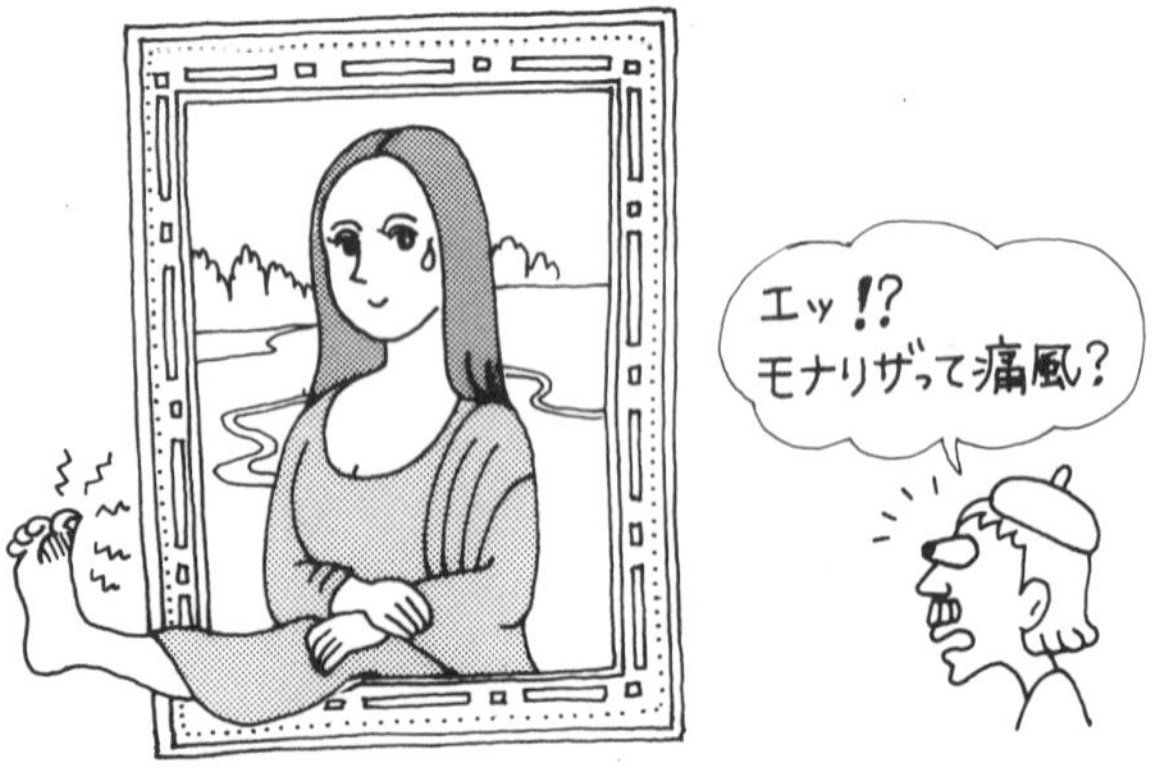

明治の初めに来日したドイツ人医師のベルツが、「日本には痛風がないと」記録した通り、明治以降に出現した病気とされています。

一般に痛風は男性の病気とされ、女性でかかる人はごくわずかです。これは、女性ホルモンに腎臓からの尿酸の排泄を促す働きがあり、血液中の尿酸値の上昇を防いでいるためと考えられています。

しかしながら女性でも、閉経を迎える五十歳前後を超えると、女性ホルモンの分泌が急激に減りますので、尿酸値がやや上昇し、男女差は少しずつなくなってきます。

また、痛風患者には、アルコール（とくにビール）をたくさん飲む人が多いといわれますが、痛風は、尿酸値以外の複数のリスクファクターに、ストレスが加わって発症に至ることの多い病気です。

運動不足も大きな誘因です。尿酸の排泄と精神的なストレスはかなり密接な関連があるため、アルコールを控えるだけでなく、食事内容や生活をトータルに見直すことが大切です。

尿酸値はなぜ上がる？

痛風の前提は、血液中の尿酸値が上昇して7・5mg／dlを超える「高尿酸血症」で、高尿酸血症の人のうちの10％に痛風発作が起きます。

尿酸が高くなる理由は大きく2つあり、

1．体内で尿酸がつくられすぎている

2．尿酸の排出能力が落ちている

のどちらかとされています。

以前は、動物性蛋白質、肉類、卵、牛乳などを多く摂る人や、アルコールをよく飲む人に起こるといわれていましたが、最近では、食物よりもむしろ、生活習慣の問題が重要視されています。

なぜなら痛風になる人は、尿酸値レベルのみに問題があるというのではなく、その他にも、高血圧や肥満など、いくつかのリスクファクターをもっているケースがほとんどだからです。

このため、病院へ行っても薬を処方されるのとは別に、リスクを減らす指導が一般的で、ほとんどの場合、肥満を改善するために運動を勧められます。

アルコール飲料中のプリン体濃度

ビール	大瓶１本（633ml）	32.4mg
日本酒	１合	2.2mg
ワイン	グラス１杯	1.0mg
ウイスキー、焼酎	80ml	0.1mg
発泡酒	ビールの約４分の１	

意識して歩く、散歩するなどといった適度の運動はぜひ続けてほしいのですが、息が切れるような激しい運動（無酸素運動）では、筋肉の収縮時に分解されるＡＴＰ（アデノシン三リン酸）が、肝臓でさらに分解されて尿酸となり、尿酸値を上げてしまいますので、避けましょう。

痛風を含め、血中の尿酸が高い人は、尿酸が尿に溶けきれずに結晶化して、腎障害、尿路結石などの合併症も引き起こします。動脈硬化なども起こりやすいため、心臓病や脳梗塞などに至らないよう、尿酸値のコントロールが必要です。

食べ物では、レバーやいわし、煮干しなどにプリン体が多く含まれ、アルコール飲料も表のように、プリン体を含んでいます。アルコールはこのほか、肝臓で尿酸がつくられるのを促進し、尿酸の排泄を妨げる作用もあるため、大量摂取は禁物です。

とはいえ、たまには少々お酒を飲んでリラックスするのも、大切なことです。その意味では、「全面禁止」まできびしくする必要はないと思います。

ぼちぼち水を飲むとよい痛風結石

痛風による尿路結石の治療は、どうすればいいのでしょうか。

これ以上石ができないように尿酸の結晶化を防ぐか、すでに体内にたまっている石を溶かすか、この二通りの方法が考えられます。

尿酸の結晶化を防いで石ができないようにするには、3つの方法があります。

ひとつは、尿酸そのものを少なくして尿路結石を作りにくくすること。次に、尿酸を溶かす働きをする尿の量を増加させること。もうひとつは、尿のpH、つまり、酸・アルカリの度合いをアルカリ側へ移行させること、そうすると尿酸が溶けやすくなります。

痛風発作が起きてすぐは、尿酸値を下げる薬や、尿酸ができにくくする薬、結晶化を防いで石ができにくくする薬が処方されます。

尿の量を増やすには水分の大量摂取が有効ですし、尿酸の排出を促進する薬もあります。

しかしながら、尿の酸性度が強い場合はどのように治療すればよいでしょうか。この場合、尿の酸性度を低くする、尿をアルカリ性に持っていくような薬を併用すると好都合です。

治療のうち、生活の中で意識的に行うとよいのは、**大量の水分**をとることです。

この水分、健常人は一日約1・5リットル取るものとして、痛風になった患者さんは2リットル以上、できれば3リットル以上取ることをお勧めします。ただし、心不全などの心臓の力が弱っている人の場合、過度の水分はむくみにつながります。医師と十分相談し、水分の取り過ぎに注意してください。

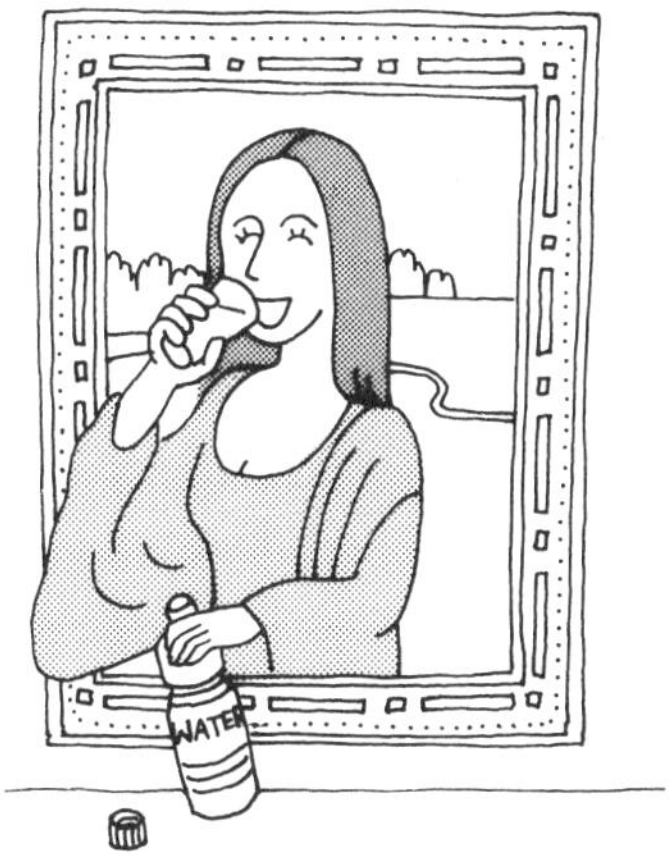

2. からだに効く食べ物――大切なのは科学的根拠

魚介類のEPAとDHA――脳梗塞、心不全、心筋梗塞を予防

近年、脳梗塞の原因として大きく取り上げられている「心房細動」という不整脈があります（117ページ参照）。最近では元巨人軍監督の長嶋茂雄さんがこの病気が原因で脳梗塞になりました。ついでですが、著者らは長嶋さんの大ファンです

この病気にいい効果を及ぼす食べ物が魚、とくにその成分であるEPA（エイコサペンタエン酸）とDHA（ドコサヘキサエン酸）なのです。

成人男性の食生活を調査したところ、フライ以外の調理法で魚を食べている人は、心房細動に至るケースが減少するという結果*が得られました。また、狭心症の患者さんにEPAやDHAを摂取してもらったところ、心筋梗塞や突然死の発症が明らかに少ないという結果が得られました。

もともとこの背景には、グリーンランドに住むイヌイットのお話があります。

彼らは、肉食中心で野菜も十分とはいえない食生活であるにもかかわらず、心筋梗塞にかかりにくいのです。しかも、総摂取エネルギーに対して上限25%が望ましいとされる脂質が、

35〜40%にも達しているのですから、不思議といわざるをえません。

調べてみたところ、彼らが主食としているアザラシの肉に含まれる成分に決め手があるらしいことがわかりました。これが、多価不飽和脂肪酸であるエイコサペンタエン酸（EPA）とドコサヘキサエン酸（DHA）です。

魚は、内臓肥満の抑制に有効なアディポネクチン（50ページ参照）を、血液中に増やす効果があるのです。鯖、あじ、サンマが、EPAとDHAを豊富に含んでいます。ただし、フライの魚はカロリーが高くなりすぎますので、おすすめできません。

ところで、肺炎や胆嚢炎など体に炎症が起こると上昇してくる「C反応性タンパク（CRP）」という物質があるのですが、このCRPの血中濃度と心筋梗塞の発症に関係があることがわかってきました。

これは動脈硬化が一種の炎症であることから、心筋梗

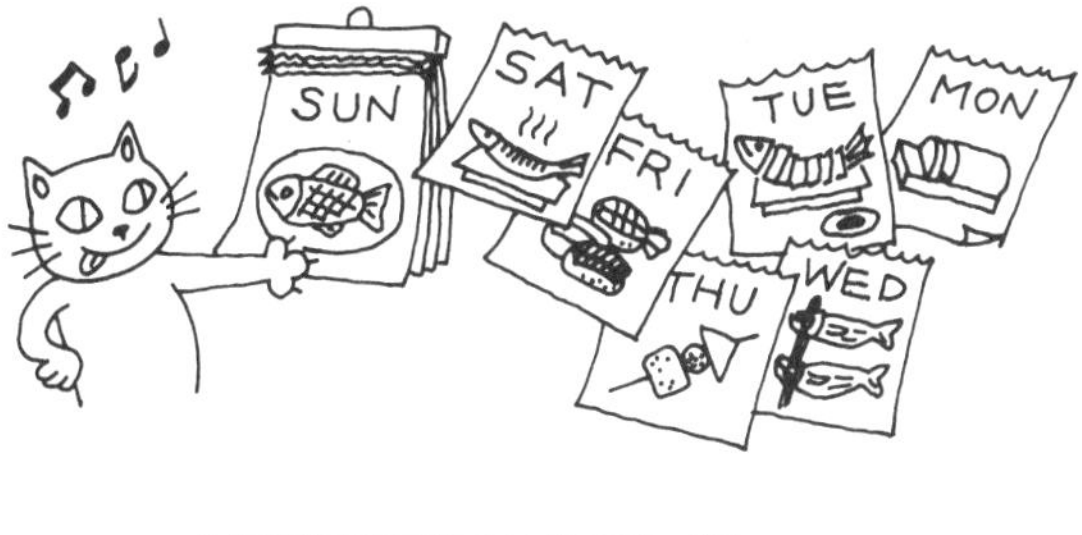

1週間に3回以上は魚を食べる

EPAおよびDHA摂取量と心臓病発症率の関係*

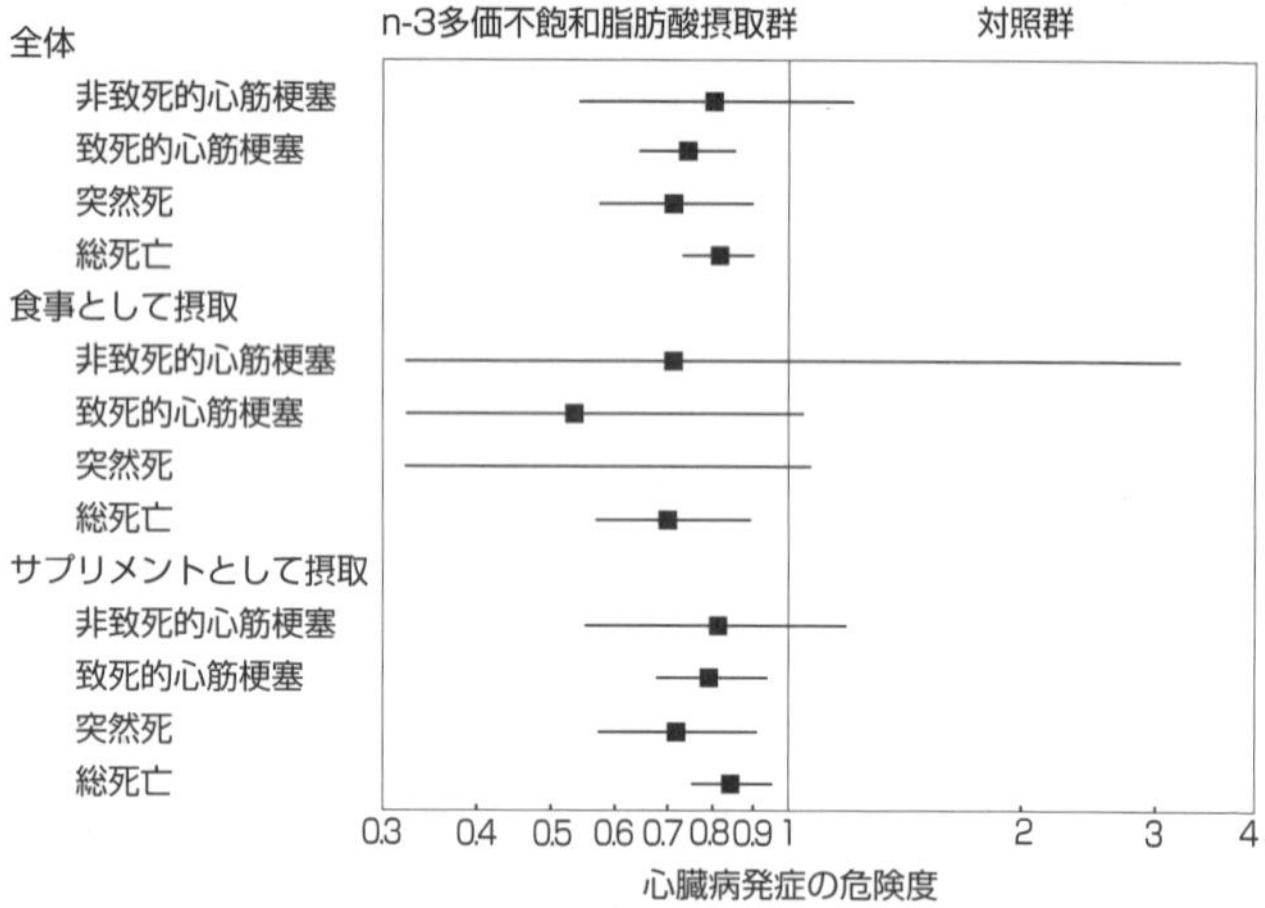

EPA、DHA を摂取したグループでは、グラフが左に寄っていることからわかる通り、摂取しないグループと比べて心臓病発症の危険度が、10 ～ 40%少ない。

CRPとアディポネクチンの関係*

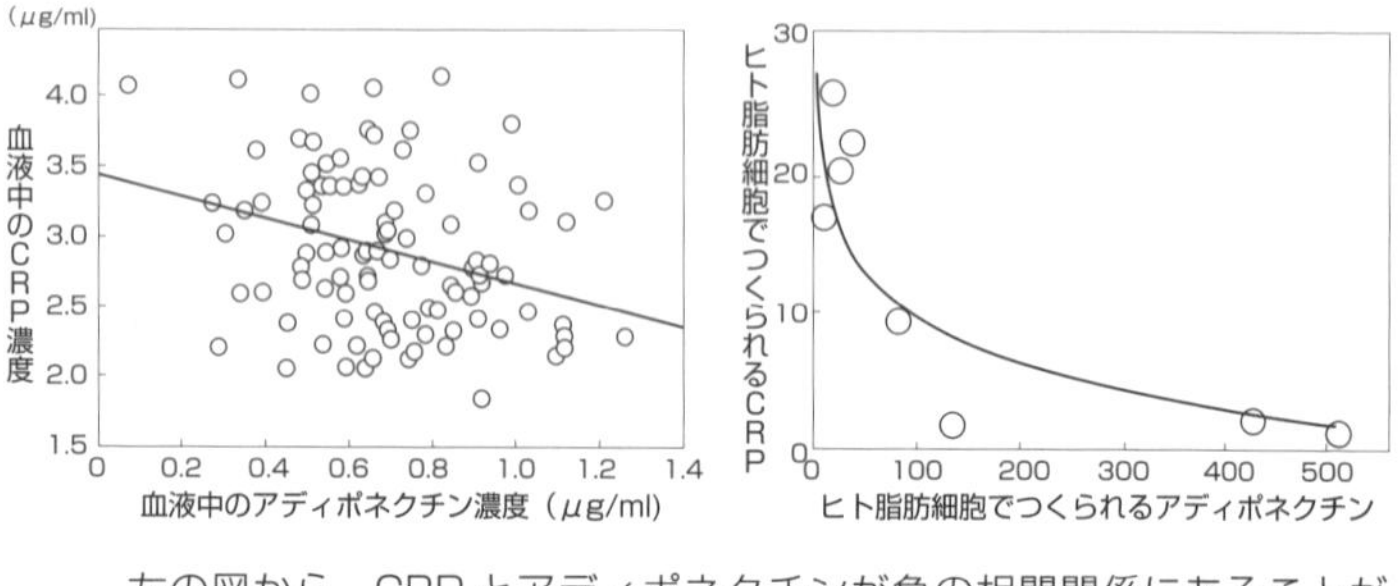

左の図から、CRP とアディポネクチンが負の相関関係にあることがわかり、炎症などのあるとき脂肪細胞でＣＲＰが多量につくられると、同じくアディポネクチンが減少することがわかる。

塞を起こすような人、すなわち動脈硬化の進行が活発な場合にＣＲＰが上昇しているためです。

うれしいことに、一週間に3回以上は魚を食べるとこのＣＲＰが減少することがわかってきています。さらに先述のアディポネクチンとＣＲＰは相反する関係にあり、ＣＲＰが上昇している人はアディポネクチンの血中濃度が低くなっているので、「一週間に3回以上の魚料理」を心がけることは、メタボリックシンドロームのリスクを減らす有効な方法だといえるのです。

*Mozaffarian et al.:Fish intake and risk incident arterial fibrillation. Circulation 2004;110: 368-373

お茶——副作用・カロリーともになく、肥満予防に効果

ことわざに、「朝茶は一日の難逃れ」「朝茶は七里戻っても飲め」といいます。朝のお茶は、一日を気持ちよくスタートさせるものであるばかりか、ビタミンCが多く含まれているので、風邪をひきにくいことや、カテキンが糖尿病やがん予防に効果があるなどとして、今では健康飲料であるとの認識が広まっています。

ウーロン茶、水摂取前後の血中脂質、血糖値の比較*

	ウーロン茶		水	
	摂取前	摂取後	摂取前	摂取後
アディポネクチン（μg/ml）	6.26±3.26	6.88±3.28*	6.28±3.28	6.23±3.21
総コレステロール(mg/dl)	209±30	197±25**	202±29	205±31
トリグリセリド(mg/dl)	170±79	149±52	177±81	181±79
LDLコレステロール(mg/dl)	123±25	117±24	120±27	118±28
HDLコレステロール(mg/dl)	52±14	50±13	51±12	50±11
LDL粒子サイズ(nm)	25.02±0.67	25.31±0.60**	25.03±0.70	25.02±0.72
グルコース(mg/dl)	173±69	156±53	168±49	163±55
ヘモグロビンA1c（%）	7.23±4.45	6.99±4.30*	7.22±4.21	7.21±4.32

values given are mean±SD, LDL：low-density lipoprotein,HDL：high-density lipoprotein,
*：p<0.05compared with before, **：p<0.01 compared with before.
糖尿病の人は、血糖値だけでなくヘモグロビンA1cの値を6.5以下にコントロールする必要がある。

水を摂取しても血液中の各種コレステロールや糖（グルコース）の値は減らないが、ウーロン茶を飲むと、すべて下がり、アディポネクチンが増加、ヘモグロビンA1cが低下する。

心臓病をもっている患者さんに、ウーロン茶がどのような効果を上げるかを調べるために、一ヵ月飲み続けてもらい、水だけを飲み続けているグループと比較してみました。

一日の量として、市販のウーロン茶と同じ濃度（6グラムの茶葉を1リットルの熱湯で10分間抽出）のものを1リットルつくり、これを数回に分けて毎日飲用し、一ヵ月後の血中アディポネクチン、各種脂肪濃度を測定しました。

この結果、表と図に示す通り、水だけを飲み続けたグループに比べ、ウーロン茶を飲んだグループでは、アディポネクチンが増えていました。これは、ウーロン茶が肥満や動脈硬化の予防に効果が大

ウーロン茶1ヵ月摂取によるアディポネクチン濃度の上昇効果*

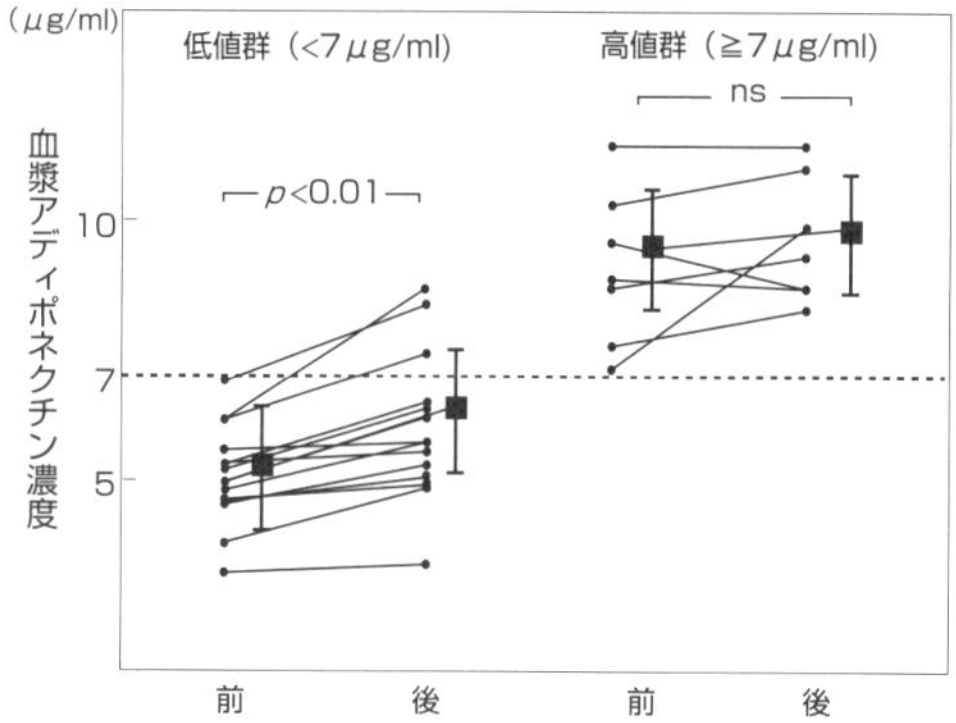

血中アディポネクチン濃度が低下しているヒトで、その濃度を上昇させることは動脈硬化予防につながる。ウーロン茶を１ヵ月飲むと、アディポネクチン濃度が上昇し、予防効果のあることがわかった。

きいことを示しています。

外来でも、患者さんには、薬の服用とは別に、毎日、お茶を飲まれるようにしたらいかがですか、とすすめていますが、大きな発作を起こされることもありません。朝茶に限らず、お茶には気分をリラックスさせるとともに、危険な発作を遠ざける効果もあるのです。

*島田健永、吉川純一：食生活改善によるメタボリックシンドローム治療、「医学のあゆみ」2005、213 (6) 651-656

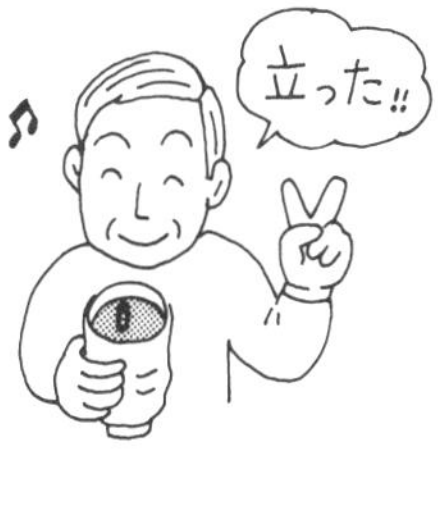

●赤ワイン——ポリフェノールが血管の老化を予防

アルコールを飲み過ぎると、心臓にはよくない影響を与えることは、よく知られています。ところが、適度のアルコールには、神経をリラックスさせ、血液中の善玉コレステロールを増やすなどして、心臓病を減らす効果があります。

中でも、有名なのは「**フレンチ・パラドックス**」です。

フランス人はアメリカ人に比べて、摂取する脂肪量が3倍にも昇るのですが、逆に狭心症、心筋梗塞などの発生率は、わずか3分の1と報告されています（図）。実はこれに最も関連の深いのが、赤ワインの消費量でした。

従来これは、誰もが何となく知っている事実でしたが、はっきりとした証明がなされていませんでした。

近年、分子生物学や超音波検査の手法が発達したために、メカニズムを解明できるようになりました。赤ワインが、心臓の血管（冠状動脈）の血流増大に効果があるのではないかとにらんで、われわれは、赤ワインのほかに、白ワインとウォッカを使って、冠動脈血流量の変化を調べました。

フレンチパラドックスとポリフェノール

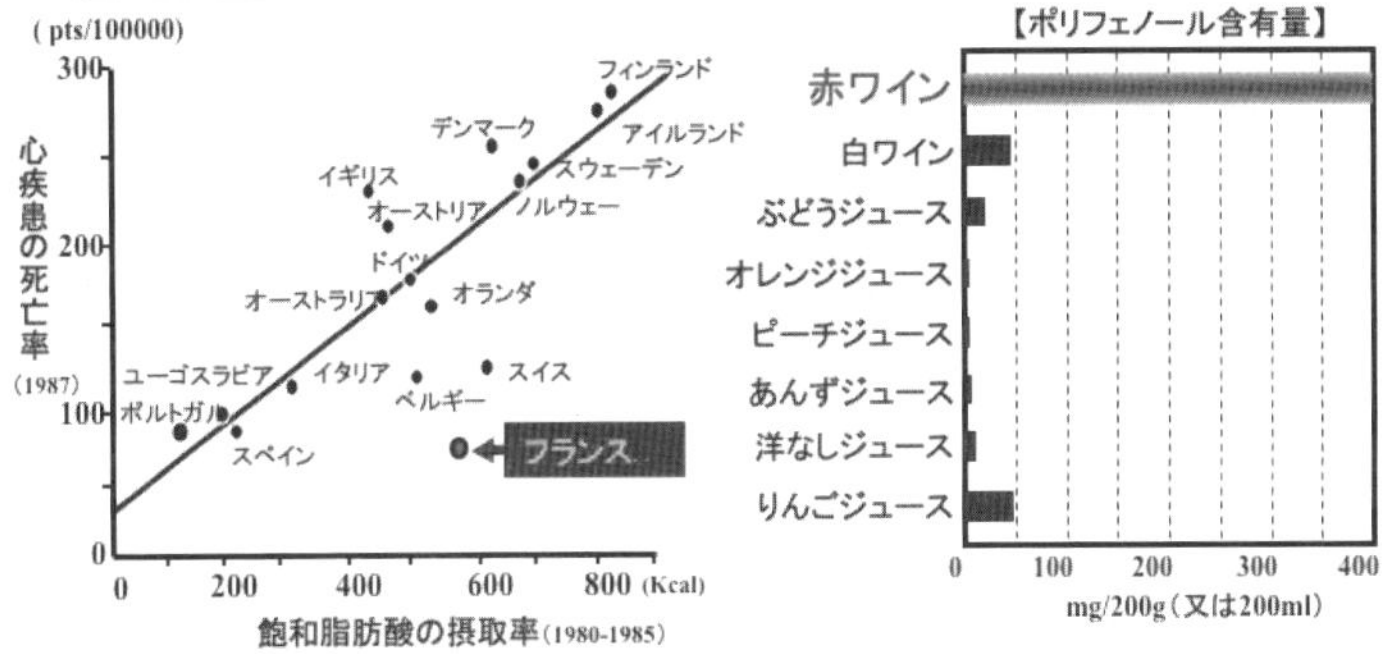

Renaud S et al: Wine, alcohol, platelets, and French paradox for coronary heart disease. Lancet 1992;339:1523-1526

赤ワイン、白ワイン、ウォッカの冠予備能に及ぼす効果

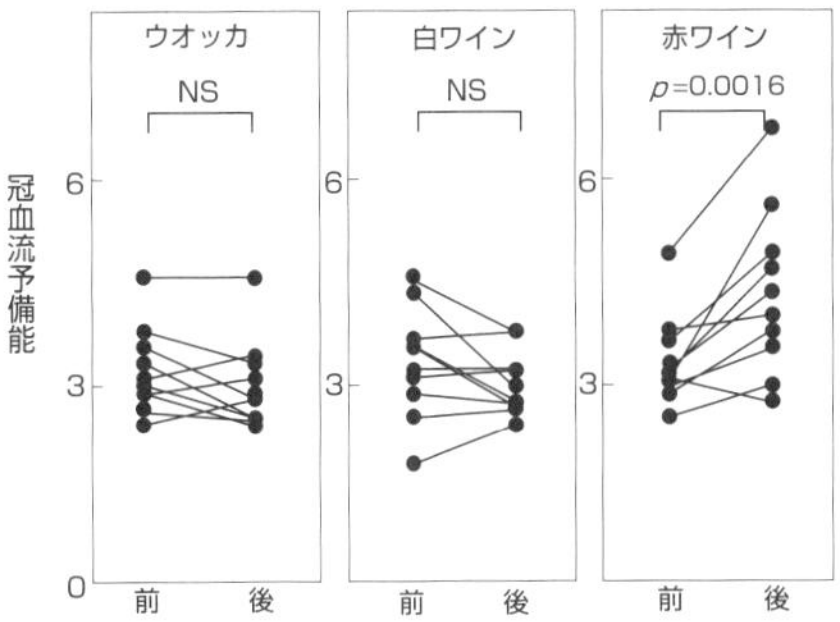

Shimada K et al: Effect of red wine on coronary flow-velocity reserve. Lancet 1999;354: 1002

結果は図の通り、冠血流予備能（心臓に血液をゆきわたらせる力）の改善において、赤ワインが最も高い効果を上げていました。

ブドウのタネと皮を加えて発酵させてつくられる赤ワインには、ポリフェノールが豊富に含まれています。ポリフェノールには、抗酸化力もあり、血管の内皮機能を上昇させ、血管の若さを保つので、動脈硬化を防いでくれるのです。

心臓病の発作は、心臓が、急いで大量の血液を必要とする際に、血管が詰まるなどして、十分に血液を送りこむことができずに起きてしまうものですから、緊急時にすみやかに血流を増やす余力をもちつつ、いかにしなやかな血管を保つかは、予防の観点からも大変重要になってきます。

急性心筋梗塞の予防に赤ワインを、というわけで、われわれ心臓病の医者の集まりでも、みんな赤ワインを楽しむようになってきました。専門家がいうのですから、皆さんにも自信をもっておすすめできます。

ただし、飲み過ぎると血圧が上昇して逆効果になってしまいます。適度な量はグラス2～3杯です。

ドクター島田はワインがお好き

十数年前の話ですが、私と悪友のＫ先生は2泊3日の香港グルメツアーに出かけることになりました。

Ｋ先生曰く、「お金に糸目をつけずに楽しもう」というわけで香港一の高級ホテルペニンシュラに泊まりました。そこでのディナーの話。

当時、赤ワインのことは全然わからない私に比べてＫ先生は、かなりのワイン通でした。ペニンシュラのフレンチレストランで彼が注文したワインはボルドーの五大シャトーの一つ、「シャトーラトゥール」でした。

会計は折半なので負けじと飲みましたが、だんだん酔っぱらってきて気持ちが大きくなり、ふとテーブルの横を見るとキャビアがボール一杯に詰まっておいてあるではありませんか。これは食べ放題だと思い4～5杯お代わりしました。

ところが、しっかり会計されており、なんとスプーン一杯五千円、二人で換金したばかりの香港ドルを一晩ですっかり使い果たし、翌日また換金に走る羽目になりました。

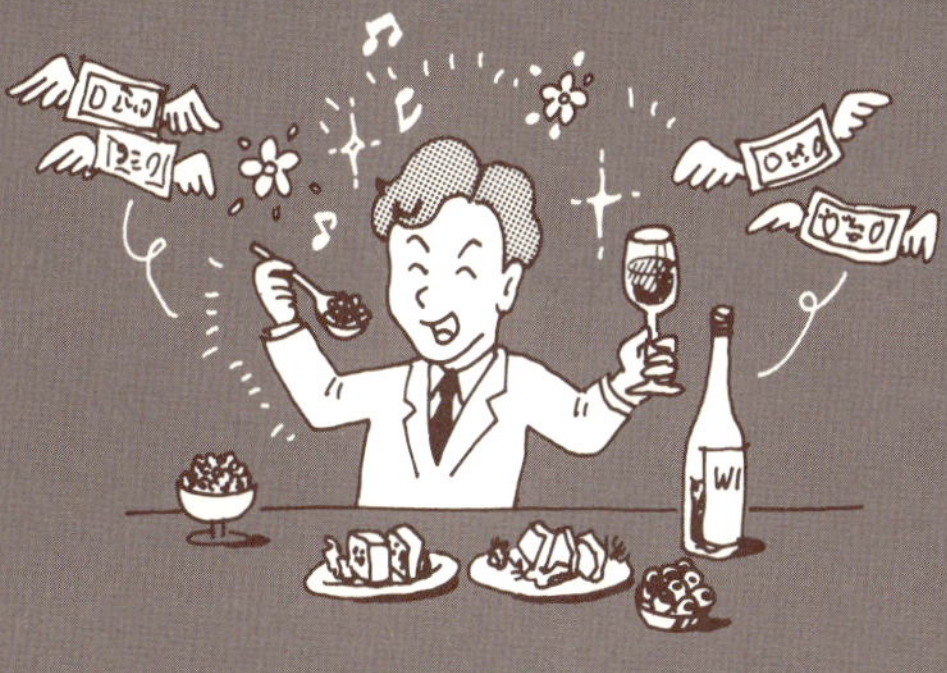

特定保健用食品（トクホ）の話――上手に使って病気を予防

昔からよく「この食べ物は○○に効く」、という言い伝えはあるものです。食品やその成分に健康維持へのある種の効果が期待されるものが見出されてきたことから、一九九〇年に栄養改善法の中に新しい「特定保健用食品」という新しいジャンルが設けられました。最近では、「トクホ」の名前で、すっかりおなじみです。

この「特定保健用食品」として認められるためには、医学的また栄養学的に、効能・用途が証明されていることに加え、表に挙げた条件を満たす必要があります。

現在、腸内のビフィズス菌を増やしておなかの調子を整えるオリゴ糖類、コレステロールが体の中に吸収されにくくするキトサン、カルシウムの吸収を助けるカゼインホスホペプチド、食物繊維、血糖値を下げるお茶など様々なものがあります。

特定保健用食品の条件

- 健康の維持増進に寄与しうる可能性のあるもの
- 保健用途の根拠が明らかにされているもの
- 摂取量が設定できるもの
- 食経験から安全性が認められているもの
- 性質が明らかで、成分量を測定する方法があるもの
- それが含まれる食品の組成を大きく変えないもの
- 日常的に食べられる食品であること
- くすりの形態ではなく明らかに食品の形態であること

「特定保健用食品の審査取扱い及び指導要領」（厚生労働省資料）より

せっかくですので、血圧を下げるトクホを少し紹介します。

【ある種のペプチド食品】

人間のからだの筋肉や皮膚の材料となるのは蛋白質で、蛋白質はアミノ酸によって構成されています。ペプチドとは、2個以上のアミノ酸が結合した化合物のことです。

人間の体内には、動脈硬化を促進し高血圧をもたらすアンジオテンシンⅡという物質がありますが、ある種のペプチドは、この物質の生成を促進するアンジオテンシン変換酵素(ACE)の働きを抑制します。この結果、アンジオテンシンⅡ濃度を下げ、血圧を低下させるのです。

現在、トクホに取り入れられているペプチドには、牛乳から得られた「ラクトトリペプチド」や、かつお節に含まれる「かつお節オリゴペプチド」などがあります。

【杜仲葉配糖体】

杜仲葉は中国に伝わる漢方の原料です。この杜仲葉に含まれる「配糖体」という物質には副交感神経を刺激して血管の筋肉に働きかけ、血管を広げる作用があります。そのために杜仲葉を飲用すると、血流が良くなり、血圧の上昇を抑える効果が期待できます。

【γ-アミノ酪酸（GABA）】

野菜や果物に広く含まれているγ-アミノ酪酸（GABA）にも、自律神経に作用して血管拡張に働き、血圧を低下させることがわかっています。

これらの他に、内臓肥満を抑えることが高血圧の発症を抑えることになることから、肥満に効くトクホも血圧を下げると考えられます。私達のデータでは、内臓肥満になると低下するアディポネクチンを上昇させる食品としてウーロン茶、緑茶が有効と考えられています。

また、トクホ同様、健康食品として定着した「サプリ」には、マルチビタミン、クロレラ、ローヤルゼリー、ゴマセサミン、EPA＋DHA、マカ、イチョウ葉エキス、ブルーベリーなど多種多様なものがあり、手軽に購入できるので、活用されている方も多いと思います。

効果がないとはいいませんが、やはりトクホに比べて科学的なエビデンスが少ないことがあります。そのサプリを定められた量、何ヵ月飲めばどういう効果があるかという証拠に乏しい場合があるのです。われわれも現在、ある種のサプリの効果を最新の医学的手法で研究しています。そのような科学的裏付けのあるサプリは信頼できます。

とはいえ、私（島田）の家内もせっせとコラーゲンを飲んで、肌の調子がいいと喜んでいます。「飲んでその気になる」精神的効果は、もちろん健康に悪いはずはありません。

3 医者の言い分

困った患者さんはいない

普通に考えると、患者さんにとっては、やさしく親切な医者がいて、いつもわかりやすく説明をしてくれ、十分な時間をかけて診療してくれるのがいいにきまっています。

また、もしもその医者が自分の領域を超えると判断する状況に遭遇した場合、どこにどんな専門医がいて、そこへ適切に紹介し、橋渡しをしてくれれば大助かりです。

しかし、あらゆる場面において医者と患者の理想的な関係が築かれる保証はありません。診療はコミュニケーションでもありますから、お互いにいい関係を保つ努力をしつつ、セカンドオピニオンなども遠慮なく聞いて、海外ドラマほどでなくても、医者と患者が手を携えて治療という共通の目的に向かっていくのが一番です。

以前は、医者にかかると緊張するのか、なかなか自分の症状をうまく伝えられなかったり、聞きたかった説明を聞けずじまいの方もたくさんおられました。昨今は、主体的に自分の健康にかかわろうとするためか、医者にかかるときにはあらかじめ勉強してきて、自分から質問をする患者さんも少しずつ増えてきました。

思いこみで誤った自己診断をすることもないとはいえませんが、医者に対して積極的に自分のからだの情報を提供するのは大変いいことです。

若いドクターですと、懇切丁寧に治療していても患者さんがまじめに取り組まなかったりすると、頭をかかえたりするものですが、年季を積むと医者のほうも物の見方に幅が出るのか、それぞれの患者さんの立場や事情もわかるので、困った患者さんなどはいないと思うようになりました。

医者と患者が、お互いを尊重して、信頼できること。これさえできれば、治療はたいていうまくいくのだと思います。

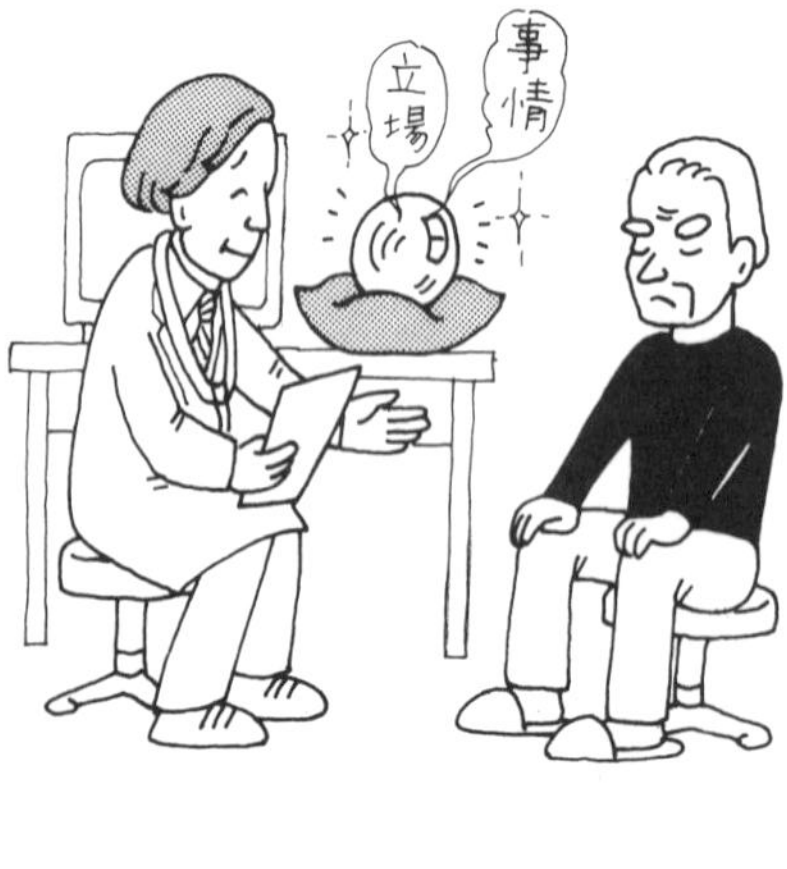

主治医の大切さ

アメリカにあるメイヨークリニックは、世界でもトップクラスの医療水準を誇る病院ですが、そこに勤務する友人のドクター・タジクの話は、主治医のあり方について大切なことを教えてくれます。

タジク先生は、私(吉川)と同じく循環器の医師ですが、ある時、彼が診ていた心臓病の患者さんに、血液疾患が発見されました。

日本なら、悪性リンパ腫などの血液疾患が見つかると、通常主治医の交代となり、血液疾患の専門医が担当医として治療に当たることになるのですが、メイヨーでは、血液疾患のことなどよく知らないタジク先生が、引き続き患者さんの主治医として見守るというのです。

もちろん、特殊な治療は専門医が担当しますが、全体の診療はタジク先生が中心となった複数のドクターが担当します。

患者さんの身になって考えると、別の病気が発見された時こそ、それまでずっと自分のからだを診てくれた医師、自分のことをよくわかっている医師がそばにいて、治療のすべてを把握してくれることは、この上なく安心できることにちがいありません。

大病院の名医でなくとも、身近にホームドクターを確保し、その医師が常に自分や家族の健康を守ってくれれば理想的です。

英国のホームドクターは、患者さんの健康相談を第一義的な仕事としています。風邪の診察などはしますが、中には、クリニックにレントゲンすら置かず、検査の必要があれば、別の医療機関を紹介するという徹底ぶりは、それだけ自分の仕事の領分をきちんと果たしているという自負の表れにも思えます。

洋の東西を問わず、近所に親切で腕のいい医師がいて、何かあれば相談に乗ってほしいと思っている人がほとんどです。

ただ、ひとりのドクターが必要な医療をすべて提供できるとは限りません。問題が高度な専門領域に及ぶ場合は、適切に次の医療機関へつなぐのも、医師としての重要な仕事です。

これには日頃の活動に加え、学会や研究会に参加したり、専門誌を講読したりして勉強し、他の医師とも交流を絶やさない努力が必要です。なかなか大変なことですが、そんな医師が地域にたくさん増え、頼りになるホームドクターとして活躍してくれることは、患者さんにとって何よりのことだと思います。

「ペニシリン」が魔法の薬だった頃

日本人の平均寿命は明治・大正期にきわめて低い水準にあり、おおよそ「人生四十年」と呼ばれるような時代であったようです。昭和に入って戦前に作成された最後の生命表（昭和十年・十一年）によりますと、平均寿命は男46・92年、女49・63年であったと記載されています。

しかし、戦後はじめての調査の昭和二十二年の生命表では、男*50・06年、女53・96年と男女とも五十歳を越えています。

戦後しばらく経ち、世の中が安定し、食糧事情や環境が随分良くなり、昭和二十六年に初めて男性の平均寿命が六十歳を越え、60・8年となりました。

やっと「人生六十年」時代を迎えたことになります。

この時期の平均寿命の増加には、たくさんの理由がありますが、結核や他の重篤な感染症に対して、きわめて有効な抗生物質が登場したからにほかなりません。

私（吉川）の父は開業医でしたが、父親がストレプトマイシンで結核の患者さんを治したり、ペニシリンで今までの治療では死んでいた肺炎の患者さんを救命したという自慢話をよく聞かされました。

父親が偉かったというより、抗生物質のおかげなのですが、その時は患者さんやご家族から感謝される父親をみて、尊敬したものです。

そのような中で、ひとつの思いつきが浮かびました。

父親が廃棄するペニシリンの注射瓶を取っておき、怪我をした時に瓶のゴムの蓋をペンチではがし、中の液を少し傷に塗りますと、まったく傷が化膿しないのです。少々深い傷でも、汚い傷でも大丈夫でした。子供心に、「魔法みたいな薬」と感じました。

しばらくの間、友達からペニシリンの空瓶は引っ張りだこで、大いに面目を施したのを鮮明に覚えております。

＊厚生統計協会「国民衛生の動向」２００５年第52巻第9号

八十五歳を超えた日本女性の平均寿命

この時期を越えると、日本人の平均寿命はきわめて順調に六十五歳を越え、さらに七十歳、続いて七十五歳に至り、女性は昭和五十九年に八十歳の大台に到達しました。

平成十六年には女性の平均寿命は、85・59年と、堂々の世界トップです。

一方、男性のほうは、増加を続けてはおりますが、昭和六十一年に七十五歳を超え、平成十六年は78・64年と、八十歳のわずか手前で留まっています。

この時代の平均寿命の伸長には、たくさんの因子が関与していると思われますが、もちろん、生後一年未満の乳幼児の死亡率が急激に減少したことが大きく貢献しております。

乳幼児死亡率は、お母さんの健康状態や、こどもの養育条件に大きく影響を受けるため、「その国や地域の衛生状態の良否、ひいては経済や教育を含めた社会状態」を反映する指標となりうるものです。

日本では、戦後急速にこの乳幼児死亡率が改善し、世界の最高水準に達しております。

このかげには、母子ともに健康にと願いをこめた戦後の保健医療行政と、それを支えた専門家の存在がありました。それとともに、医療と医学の著しい進歩が、平均寿命の伸長に大きく貢献したのは、もちろんのことです。

しかし、わずか半世紀あまりで、日本は極端な少子化時代に突入しました。子どもは社会の宝といって、大事に育てるのもけっこうですが、過保護、過干渉では、ひ弱な生命力に乏しい人間になりそうです。

それにひきかえ、自分を知って病気を知った「ぼちぼち世代」は、まだまだ健在です。

家でも長く住み続けると、あちこち手直しするものですが、それと同じで、人間だって長くやっていれば、修理や手入れをしながら、もたせていくのは当たり前です。

なるべく自分に無理なく快適な体調を維持して、気分よく暮らしていける状態を、「健康」と呼ぶのだと思います。

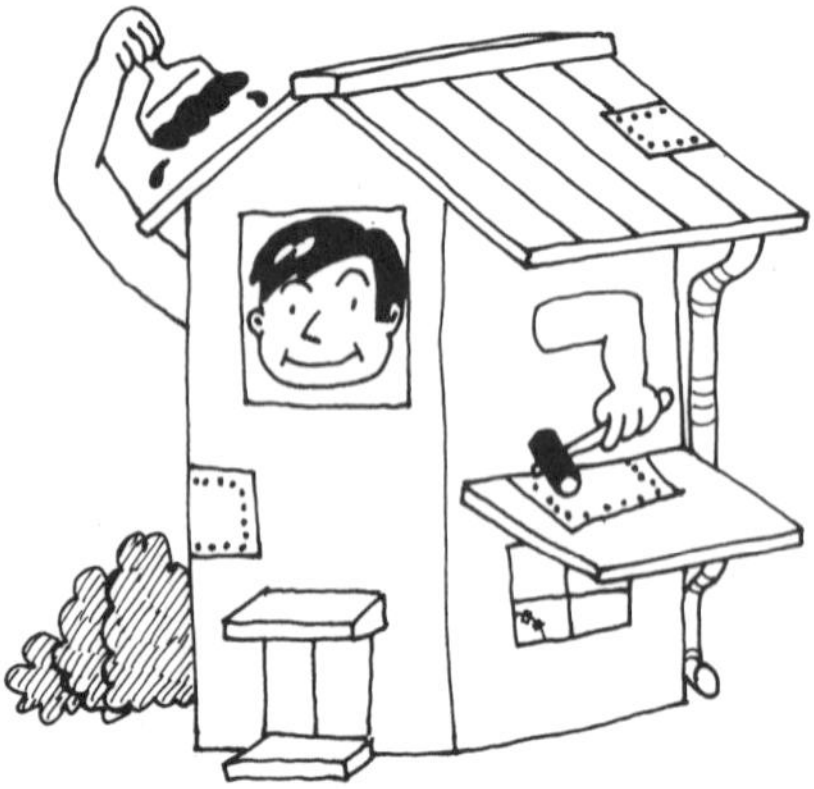

不得意があるほうが、健康管理はうまくいく

健診の結果、どこかに問題があると知らされる。例えば、「血圧に要注意」、「体重を減らしましょう」、「血糖値が高いです」「肝臓の数値が悪いです」などといった警告は、もらった時点で、本人にはだいたい思い当たるところがあります。

四十代、五十代くらいですと、そんなものは無視して、なにごともなかったように大量にお酒を飲んだり、ご馳走を食べたりと、生活態度を変える気配もありません。

しかし、天罰ではありませんが、ある日、そんな人に突然「痛風宣告」「糖尿病目前宣告」がくだされると、さすがに反省して病院へ行き、

「なんでもっと早く来なかった!」

と医者に一喝され、うなだれることになります。

しかし、このような方たちは、警告を無視した自分に非があることを反省し、自分の不得意科目に目を向けるようになっただけ、まだよいといえます。

このまま無視し続けると突然、心筋梗塞や脳梗塞を発症し、手遅れとなることも、ままあります。心筋梗塞の発症は、突然何の前触れもなくやってきます。

そのような方はたいてい高血圧や糖尿病、高脂血症を前もって指摘されているにもかかわらず放置してきた人に多いのです。

しかしながら自分から気づいて病院に行こうと思った時には、決して遅すぎるということはありません。

完璧を目指さず、あくまでぼちぼち

この章のはじめで、性分と病気のことを少し述べましたが、いわゆる「いらち」、または、まじめ型は、下手をすると、「A型性格」という厄介な行動パターンにはまるおそれがあります。A型とは血液型とは関係なく、active（活動的）、aggressive（攻撃的）、ambitious（野心的）、angry（怒りっぽい）などの特徴があるため、こう呼ばれています。

これは、米国の循環器病学者のフリードマンらによってまとめられた性格で、目的に向かってまっしぐらに、ただひたすら自己を駆り立てる性格を指します。

競争心や他人への攻撃性がやや強く、休みもとらず、他人の迷惑も顧みず突っ走る——こんな人が身近にいれば、まずこのタイプと思ってまちがいありません。

社会的には、もちろん「やり手」で仕事のできる人が多い反面、ストレスを溜めこみやすく、仕事や対人関係に強い緊張を強いられます。このような性格は、高血圧、高脂血症、糖尿病、喫煙とは別に、れっきとした心筋梗塞のリスクファクターであることがわかっています。

勤勉は美徳ではありますが、芸術家やスポーツ選手など、特殊な職業の人でなければ、

「人間に完璧はないやろ」

くらいのところで、大らかに考えられてはいかがかと思います。

ストレスマネジメントを上手にしてリラックスすることが、動脈硬化の予防につながります。

これと反対の「B型性格」は、仕事をゆっくりと楽しみながら行うタイプで、楽天家が多いのが特徴です。動脈硬化予防にはこちらのほうが良さそうです。

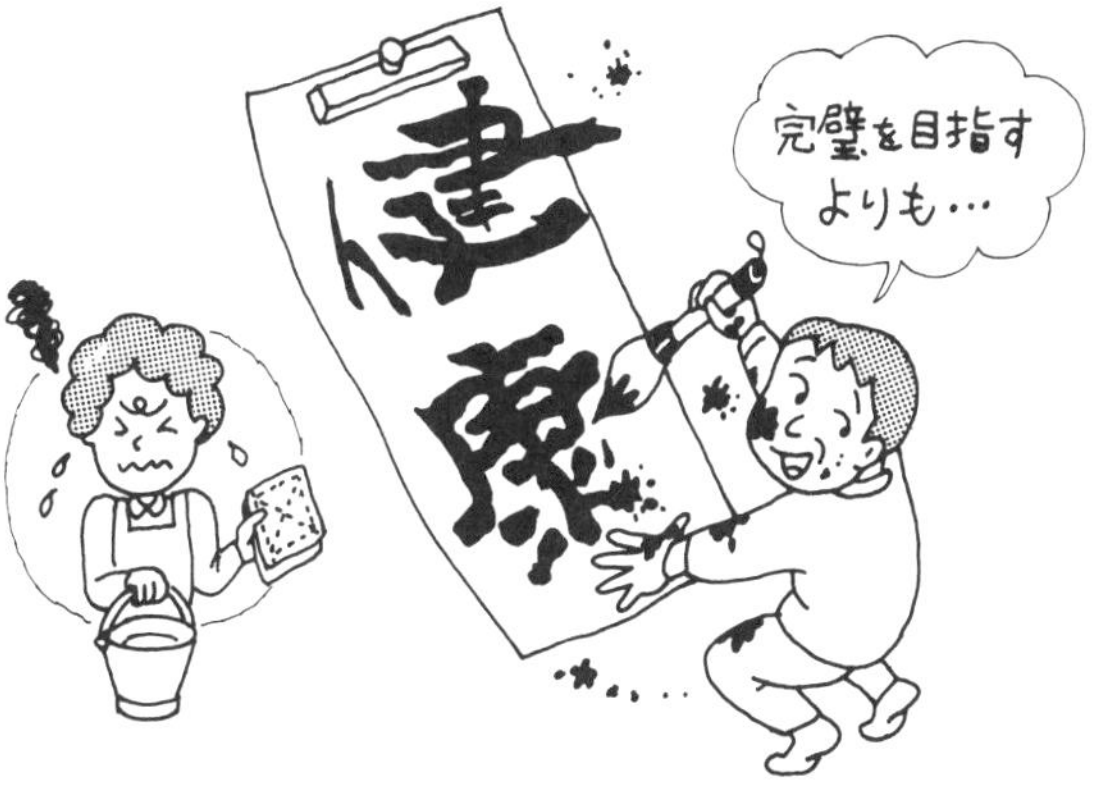

楽しむために健康でいる

自分のことは、案外知っているようで知らなかったり、人からいわれてはじめて自分の癖に気づいたり、それまで経験したことのない事態に遭遇して、自分の新たな一面を発見してみたり、いくつになってもそんなことがあります。

性分や癖を知るのも、健診結果の注意事項を知るのも、どちらも自分を知ることです。

雨が降ると膝が痛くなるという自分の特徴。ちょっと調子に乗ってデパートで歩きすぎると、足が痛くなって目も充血してくるという自分の特徴。季節の替わり目には頭痛がする。暑さ寒さを乗り切ったときに、ほっと気が緩んで体調を崩す。

こんな手がかりをヒントに、具合が悪くなりそうだったら、少し用心しておくなど、自分で自分の体調をマネジメントすることが、年齢とともに必要になってきます。

体の調子がいいと気分も軽くなりますし、気分がいいと、からだも楽といったように、どちらがタマゴかニワトリかわかりませんが、「これがあれば、自分は元気にしていられる」という自分なりの楽しみごとは、よく効く薬になりえます。

女学生時代に好きだった映画俳優、宝塚、マツケンサンバ、庭仕事、散歩、旅行、写真、囲碁将棋、音楽鑑賞、自転車など、何でも気の向いたことをして、自分のための時間を生活の中に少しでもつくることをおすすめします。

自分をなぐさめる趣味をもつことは、健康維持にきわめて良好な影響を及ぼすものです。それはストレスをためない、発散することにつながっています。

六十歳過ぎてシャンソンを歌っている女性や、フラダンスを習っている方などもおられます し、男性でも社交ダンスに挑戦して、スリムになった人もいます。別に歌ったり踊ったりしなくてもよいのですが、こうなると、もはや病気にならないためのリスクマネジメントではなくなってきます。

自分の好きなことができる状態に心身を保つ。それを目的として元気でいようといった姿勢で、生活や健康に向き合うことができれば、うれしい結果が、雪だるまのように膨らんでいくことでしょう。

病気も自分を知るきっかけ

先日、テレビをつけたら、ちょうど「笑《え》み筋体操」というものを実践しているところでした。

人間の顔には、約三十の筋肉があり、笑いに使う筋肉を動かすだけで、実際に笑ったのと同じようなリラックス効果やストレス解消効果があるとして、保健師さんのお手本に合わせ、みんなで楽しそうに体操している光景が映されていました。

考案者は、筑波大学の林啓子先生という方で、この方法は、血糖値を下げる効果があるとのことです。よく「悲しいから泣くのではない。泣くから悲しいのだ」と言いますが、この場合ちょうどその逆で、「笑うから楽しくなる」という逆説的発想がユニークです。

大阪にも「笑い学会」なるものがあり、笑いの医学的治癒効果をまじめに研究しています。大阪だからではなく、笑いは免疫によい影響を及ぼすことが世界的にもよく知られています。笑いは健康のバロメーターなので、にこにこしている病人はいないのです。

病気をすると、表情から笑いが失われていきます。からだの具合が悪いこと以上に、病気をしたというショックから、心に不安の黒雲が広がります。からだの治療が進んでも、心の不安は簡単には消えません。心の問題に対処するために、心臓リハビリなどでは、カウンセリングも重要な柱と位置づけ、復帰の一助としているほどです。

一度脳梗塞やくも膜下出血などを経験された方の中にも、ケロリと治って元通りという方もいますが、病気になる前とまったく同じ生活というわけにはいかない場合もあります。麻痺や言葉の問題などの後遺症をもった時、どう生活していくか。どのような制限とどのような可能性があるか、家族や周囲の人は何に気をつけなければならないかなどは、生活を変えるほどの深刻な問題です。

これもある意味で「今の自分」を知る必要に迫られる状況といえるでしょう。

病気をしている人は、心の余裕がなくなっているので、家族に遠慮や気がねをしながら、知らず知らずきつくあたったり、またそんな自分に嫌悪したりと、心もからだもいうことをきかない不自由を経験します。

しかし、困難が大きくても、根気よくリハビリを続け、自分なりにQOL（生活の質）を高め、新しく自分の生活をつくっている方もおられます。中には不摂生したことを悔やまれる方もいるでしょうし、自分を襲った不運を嘆くかもしれません。

極端な話、そこまでつらい目に遭えば、誰もが心から懲りて生活を正し、血圧管理なども完璧にされるようになります。しかし、人間には本来あるはずの想像力というものが、ことが自分のこととなると、さっぱり働かず、医者が大げさに言っている、脅されているくらいに軽く考える人が多いのが実状です。

医者は、単に仕事だから血圧や血糖値の話をするわけではないのです。今、あなたが抱えているリスクは、こんな病気につながるおそれがありますよ、とお伝えして、生活を見直すきっかけにしていただきたいのです。薬も必要と判断して出しているので、まじめに飲んでいれば、最短で安全圏へと戻れるのです。

重症ではないと思うと、ついつい薬をおろそかにしがちですが、薬は、病気の事実を「なかったこと」にはしてくれません。薬の助けを借りつつ、自分の生活習慣を見直して、ぼちぼちやっていくことが大切です。

ぼちぼち進歩した心臓病治療

ここ二十から三十年くらいで、がんの診断・治療も大きく進歩しましたが、高血圧や狭心症、心筋梗塞などの循環器疾患の進歩には、目を見張るものがあります。

急性心筋梗塞で亡くなる人は、戦後30％を超えておりましたが、昭和四十年から五十年にかけて「CCU」が普及しますと死亡率が著しく減りました。

「CCU」とは、「冠疾患集中治療室」といって、急性心筋梗塞の特別治療室と専任スタッフなどを総称したものです。しかしそれでも15～20％程度の患者さんは亡くなっておりました。

このCCUに加え、心筋梗塞の急性期にカテーテルで冠動脈が狭くなったり閉塞している病変部位を広げる治療が確立してきますと、次第に死亡率は10％を切り始めていきました。

今では、心筋梗塞急性期死亡率が7～8％の病院が全国にたくさんあります。急性期死亡率を昔の五分の一にしたのですから、実に素晴らしい進歩だと思います。

ほかにも医療の進歩の例は山ほどありますが、忘れてはならないのは、高血圧の診断と治療における歩みです。

戦前と戦後の比較的長い間、すなわち昭和五十年ごろまでは、高血圧の診断や治療は、まったくのヨチヨチ歩きでした。高血圧そのものの理解も不十分で、医者にほったらかしにされた患者さんも多かったものと思います。

私（吉川）が医療現場に入った昭和四十年代は、血圧は病院で測るだけのものであり、薬もあまり効かず、副作用だけガンガン出るような時代でした。高血圧の診断も治療もあまり不十分な時代ではなかったのです。

今は家庭での血圧測定が推奨され、治療薬は副作用がきわめて少なく、効果は抜群です。振り返ると、「月とすっぽん」の感があります。

種々の心臓病や脳の病気のリスクファクターとなる高血圧が見事に克服されたことが、平均寿命の改善に大きく貢献していることは、循環器の医師として、大変嬉しいことです。

高血圧の治療と予防で「健康な脳」をたもつ

さあそれでは、平均寿命はまだどんどん延びていくのでしょうか。

私は、百歳の時代がくるのではないかと期待しています。

しかし、何の病気もしないで百歳を迎えられる方は、めったにおられません。少しぐらい具合の悪いところが出てきて当然です。幸い、医療技術が進歩した今の時代、心臓病のひとつやふたつ、がんのひとつやふたつは克服することも、実際に不可能ではなくなりつつあります。

ひとつやふたつの病気を道連れに、治療しながら百歳を目指す、というのが一般的なところでしょう。

ただしこの場合、頭がしっかりしていないと長生きした価値はありません。

自分の生活を楽しむためにも、誰かとその楽しみを分け合うためにも、一番手入れの必要なのが、脳なのです。

ところで健康な脳を長持ちさせるのに、肝心なことがあります。血管です。脳血管障害にならないようにするには、動脈硬化の予防が第一。そしてその動脈硬化の最大のリスクファクターである高血圧の治療が不可欠です。

ここまで読み進んでこられた皆さんなら、何が一番手っとり早い方法か、そろそろお気づきではないでしょうか。薬も大切、食事に気をつけるのもなおよい。でも、少しでもからだを動かすことが大切です。

運動は、動脈硬化にもアルツハイマーの予防にも有効であるという論文(科学的データ)があります。

簡単な運動の代表は、「歩く」ことです。

今日は気分がよいから歩く、天気がよいから歩く。何でもいいのですが、そのうち、歩くと気分がよくなるという習慣がついてきます。最初から張り切って長い時間歩かなくてもいいのです。毎日ぼちぼち続けられることが大切です。

慣れてきたら、毎日30分から40分歩くと、アルツハイマーや動脈硬化の予防にも有効です。

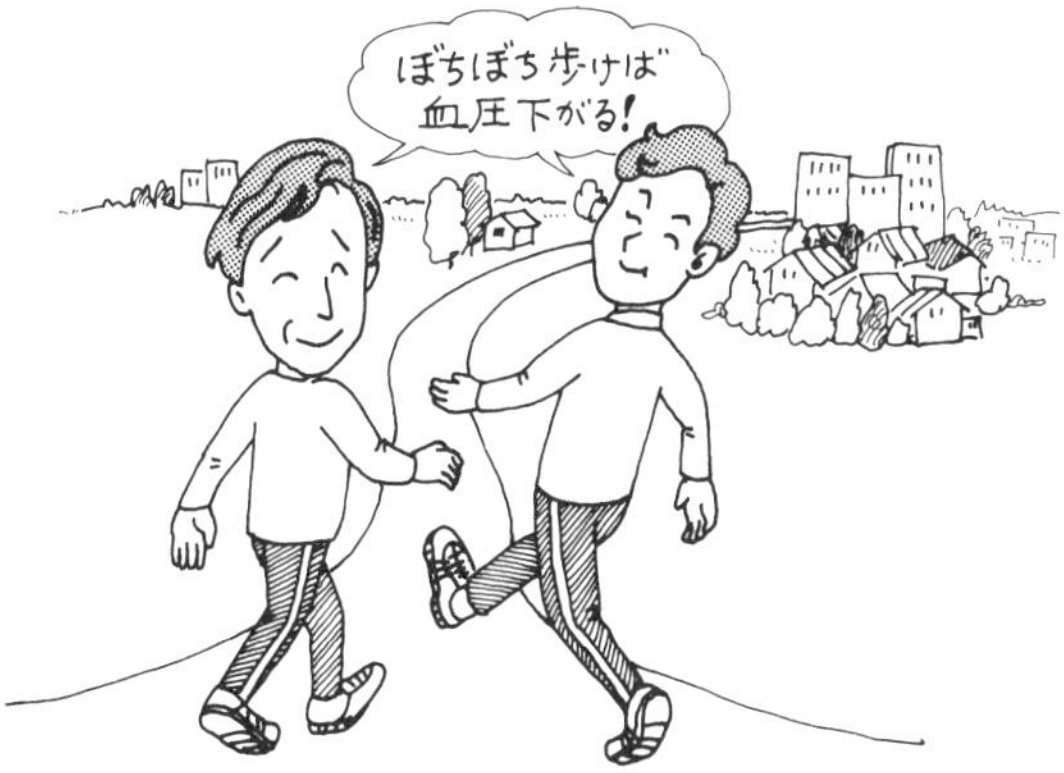

健康でいたい理由は自分にとって何なのか、自分は何をして楽しみたいのか、考えながら歩くのも素敵です。

さあ、皆さん。明日から歩きましょう。

あとがき

サプリメントはじめ健康になるための食品、飲料がかなりの売れ行きを示しています。中には詐欺まがいのものもありますが、大きな病気にかかって藁をもすがる思いの人、かかりつけの医者がなんとなく頼りない、内服治療を勧められたが薬よりも自分で治したい、知人に勧められて……など、それぞれに健康になりたい、という思いがあります。

大いに結構なことです。

しかしながら、自分の病気のこと、治療や合併症のこと、さらに基本的な医学的知識に根本的な誤解を抱いている人があまりにも多くいらっしゃいます。原因の一端は医療関係者側にもあります。とかく医者の説明は専門用語ばかり多く、わかりにくい場合があるのでしょう。

そんなことも少し反省しながら、この本では、みなさんに生活習慣病について理解していただくことを目的に、できるだけわかりやすく書くようつとめました。同じ説明が何度も出てきますが、大事なことなので、いろいろなことと関連づけて繰り返し強調しました。

長年医者を続けていますと、なぜもっと早く病院に来なかったのかと感じる患者さんも少なくありません。もうちょっと自分の健康に関心と知識をもっていただけたらと思います。よく考えれば、自分のことですから皆さん当然興味はあるのですが、意外にも、比較的最新の医学をリスクファクターと関連づけて平易に解説している本が、ありそうでなかったのです。

本書が当初の目的を達成しているかは心許ないのですが、少しでも読者の皆さんのお役に立てれば、これ以上の喜びはありません。巻末付録の「ぼちぼちクイズ」で本文の復習をするもよし、「ぼちぼちチェック」を自分を知る手がかりにするもよし、「上級ぼちぼち」で少し突っ込んだ知識を取り込むもよし、とにかく楽しく活用していただければ幸いです。

江戸時代の有名な学者で、自身も長生きした貝原益軒の『養生訓』を読みますと、本書と同じことがたくさん書かれています。言葉そのものは江戸時代にはありませんでしたが、まさしく生活習慣病のことや、それを防ぐための日々の生活のあり方が細かく述べられています。

本書は、平成の医者が現代人に説いた一種の『養生訓』といったところでしょうか。

健康に近道はありません。病気になってもすぐに治る特効薬もありません。長い人生、正しい知識を持って、ぼちぼちゆっくりと自分のからだとつきあっていくしかありません。

読者のみなさんが、いつも笑顔で健康であることを祈念して。

平成十八年八月

島田　健永

閉塞性動脈硬化症（ASO）

手足の末梢動脈の動脈硬化による狭窄等で血流が阻害されて起きる。大動脈、冠状動脈、頸動脈、腎動脈など、全身の血管に発生するが、上肢動脈は希で、腎動脈より下の腹部大動脈から下肢動脈に好発する。進行すると歩行困難になり、最悪の場合、下肢切断となる。心筋梗塞、狭心症、脳梗塞などのリスクファクターでもある。

●ＡＳＯチェックリスト

次の自覚症状の有無を確認し、あれば医師に相談する。

□ 歩いているとき、ふくらはぎに痛みを感じる
□ 歩くのをやめると、痛みが治まることが多い
□ 坂道を上がるときに痛みを感じることが多い
□ 座っているときや横になっているとき、足にしびれやしくしくした痛みを感じることがある
□ 手足が冷たく感じることがある
□ 手足の感覚が鈍くなったような気がする
□ 足の指や爪の色が他と違っている
□ 気づかないうちに足にケガをしていることがある
□ 手足のケガの治りが遅い気がする
□ 片側の足だけ細くなったり体毛が抜けたりする

が起こり、意識がなくなる。急死することもある。手足の運動麻痺は起こらない。

頭蓋内動静脈奇形による出血

（原因） 先天的なものとされる。
（症状） 頭痛やめまい、半身麻痺、意識障害など損傷部位により種々の症状が出現する。

アテローム血栓性脳梗塞

（原因） 脳内の太い血管（主幹動脈）や頸動脈の動脈硬化が進行し、血管内に血栓ができて詰まることにより起こる。
（症状） 手足がしびれる、手足に力が入らない、ろれつが回りにくいなどの他、軽い意識障害、思った通りの言葉が出ない、視界の一部が欠けているなど脳の広い範囲の障害を思わせる症状がみられることがある。

心原性脳塞栓症（心塞栓性）

（原因） 心房細動などが原因で心臓の中にできた血栓が、脳の血管に流れてきて詰まり、発症する。僧帽弁狭窄、大動脈弁狭窄や心筋梗塞、心筋症による心機能低下で、心腔内に血栓が形成されることもある。
（症状） アテローム血栓性梗塞と同じ。

ラクナ梗塞

（原因） 脳の細い血管が詰まって起こり、日本で発症する脳梗塞50%を占める。主として高血圧のほか、糖尿病も原因疾患。
（症状） 足の麻痺やしびれ、言語障害などの症状が単一で起こる場合が多い。

脳血管性痴呆

（原因） 脳血管障害があれば年齢に無関係に発症。
（症状） 頭重、頭痛、めまいなどの自覚症状があり、急速に発症したあと、段階的に進行する。片麻痺、言語障害、失語、失禁などの神経症状があるが、アルツハイマー型痴呆と異なり、人格や判断力は保持する。

高血圧性脳症

高血圧が原因で意識障害を引き起こす。

■脳血管障害の分類

<table>
<tr><td colspan="4">無症候性脳血管障害（脳硬塞、脳出血など）</td></tr>
<tr><td rowspan="8">局所性脳機能障害</td><td colspan="3">一過性脳虚血発作（TIA）</td></tr>
<tr><td rowspan="7">脳卒中</td><td colspan="2">脳出血</td></tr>
<tr><td colspan="2">くも膜下出血</td></tr>
<tr><td colspan="2">頭蓋内動静脈奇形による出血</td></tr>
<tr><td rowspan="3">脳硬塞</td><td>アテローム血栓性脳梗塞</td></tr>
<tr><td>心原性脳塞栓症</td></tr>
<tr><td>ラクナ梗塞</td></tr>
<tr><td colspan="4">脳血管性痴呆</td></tr>
<tr><td colspan="4">高血圧性脳症</td></tr>
</table>

（米国神経病脳卒中研究所のNINDS-III分類による）

■主な脳血管障害

一過性脳虚血発作（transient ischemic attack:TIA）

（原因）　脳の血管が詰まる障害のうち、24時間以内に回復するものを指す。一時的に脳血流が低下したり、小さな血栓により動脈が閉塞して起こる。何らかの原因で再び血液が流れると症状もなくなる。

（症状）　歩けない、歩きにくい、立てない、手に力が入らない、しゃべれない、皮膚感覚がいつもと違うなど、脳梗塞の症状と似ている。脳梗塞の前触れ発作ともいわれているので注意が必要。

脳出血

（原因）　脳の中の細い血管が破れて出血し、その部分の脳組織を直接破壊することで起こる。高血圧や加齢によって脳の血管が弱くなることが主な原因。

（症状）　頭痛やめまい、半身麻痺、意識障害など。

くも膜下出血

（原因）　脳をおおっている3層の膜（内側から、軟膜、くも膜、硬膜）のうち、くも膜と軟膜のあいだにある動脈瘤が破れ、膜と膜の間に溢れた血液が脳全体を圧迫するもの。

（症状）　突然激しい頭痛、嘔吐、けいれんなど

■脳の各部とはたらき

脳は、全身の随意および不随意運動とともに、思考、記憶、感情、言語などの複雑な活動を司る中枢器官である。大人では、重さ約1.4kg、約140億個の神経細胞から成る。

大きく脳幹、小脳、大脳の3つに分かれ、脳幹は呼吸や消化などの生理機能、小脳は姿勢維持や運動の調整、大脳は五感、からだの動きや顔の表情など随意筋の運動の制御のほか、感情・記憶・言語など、より複雑な精神活動を司る。

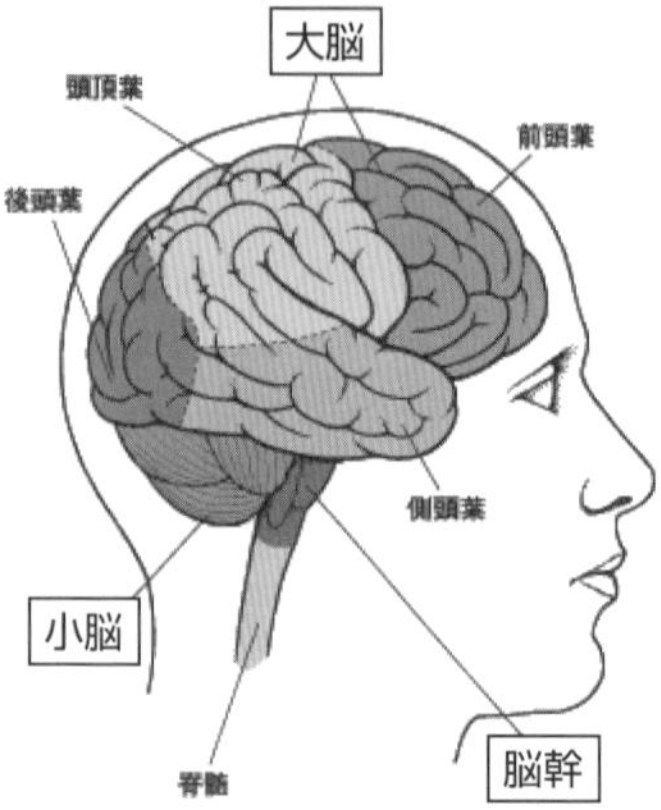

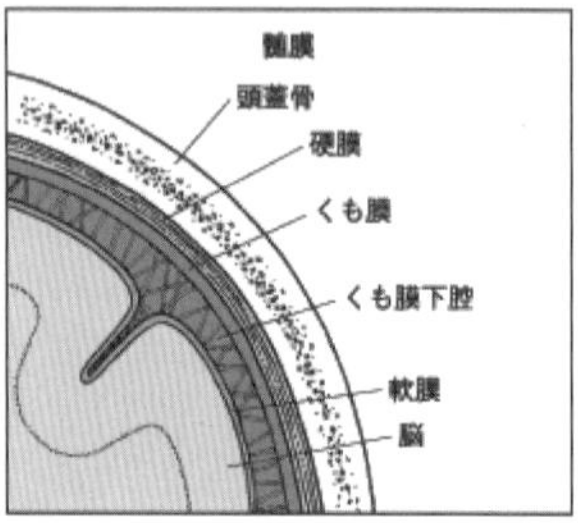

大脳は、左右の半球に分かれ、それぞれ前頭葉、頭頂葉、後頭葉、側頭葉に分かれて、種々の機能を制御している。

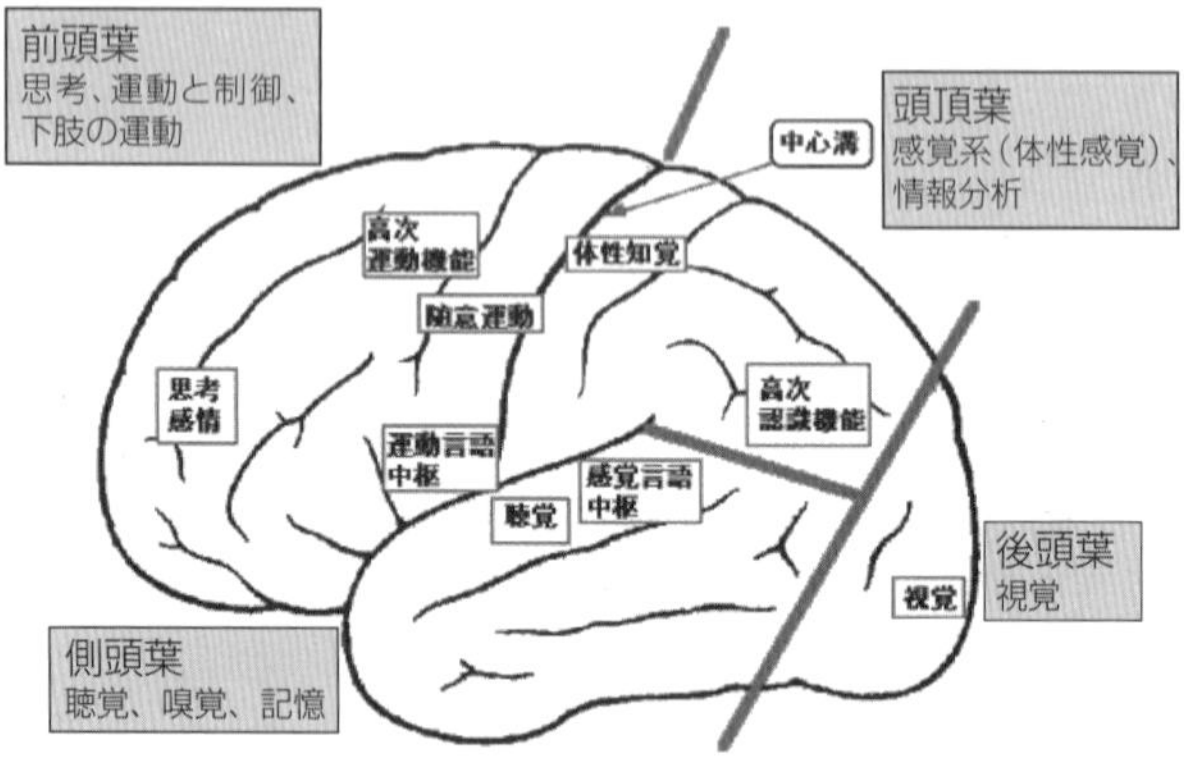

上級ぼちぼち

もっと詳しく知りたい人向けの脳と循環器の専門知識

■心臓病の分類

冠動脈疾患 狭心症	虚血性心疾患に分類される。冠状動脈が動脈硬化などにより狭窄を起こし、心筋の必要とする血流量を充分に供給できないとき、左胸部近辺の痛み、重苦しさとして発作が起きる。
心筋梗塞	虚血性心疾患で、狭窄した冠状動脈に血栓ができて完全に詰まり、心筋が壊死に至る。急性期は死亡率が高いことから、迅速な処置が必要とされる。
心不全	種々の原因により心臓のポンプ機能が低下し、体内の血液循環がスムーズにいかない病態。顔や手足のむくみや息切れなどを特徴とする。
不整脈 頻脈性不整脈 徐脈性不整脈 心房細動	心臓の収縮と拡張の拍動リズムの乱れる状態。 1分間の脈拍が90回を超える状態 1分間の脈拍が50回以下になる状態 脈が速くバラバラと打つ。血栓ができやすいため、脳梗塞の原因となる。
弁膜疾患	心臓にある4つの弁いずれかの開閉がスムーズに行かず、心臓のポンプ機能に障害が出る病気。大動脈弁狭窄、大動脈弁閉鎖不全、僧帽弁狭窄症などがある。
心筋疾患	心臓の筋肉の肥大や変性によって起きる病気。
心膜疾患	ウイルスや細菌感染で起こる膜の炎症
大動脈瘤	大動脈に瘤状のものが生じる病気で、大動脈の壁の一部が血圧に耐えきれず、徐々に肥大し、ある時点を超えると破裂し、体内に大量出血をきたす。

腹部大動脈瘤――自己診断のすすめ

大動脈瘤の6割を占める病態で、高齢者に多い。へそ、ないしその上部の腹部大動脈に瘤、限局性の拡大、心臓の鼓動に対応した拍動が感じられる。触診が重要であるため、入浴時などに自分で確認し、拍動するかたまりがあれば医師に伝え、発見されても破裂出血前に処置することが肝要である。

■よく食べる食品のカロリー（kcal）

穀物		kcal
ごはん	茶碗１杯	252
うどん	１玉	252
そば	１玉	317
スパゲティ	１人前	149
中華めん	１玉	268
食パン８枚切	１枚	117
いも類		
さといも	1個	33
じゃがいも	1個	91
かぼちゃ	1/8個	44
魚介類		
かれい	1切	76
たい	1切	114
さけ	1切	123
ぶり	1切	206
さば	1切	161
さんま	1尾	465
あじ	1尾	157
いわし	1尾	1.30
ししゃも	1尾	33
肉類		
牛肉もも	100g	246
牛肉かたロース	100g	411
豚肉もも	100g	183
豚肉ロース	100g	263
豚肉ひき肉	100g	221
とり肉手羽	100g	195
とり肉ささみ	100g	114
とり肉もも	100g	200
油脂類		
植物油	5g	46
バター	5g	37
マーガリン	5g	38

野菜		kcal
ブロッコリー	3房	33
トマト	1/2個	19
にんじん	1/2個	18
にら	1束	21
さやいんげん	10本	23
ほうれん草	1/3わ	20
ピーマン	1個	11
たまねぎ	1/2個	37
レタス	葉3枚	12
はくさい	葉1枚	13
キャベツ	葉2枚	23
ねぎ	1本	28
なす	1個	22
だいこん	厚3cm	18
きゅうり	1本	14
果物		
みかん	1 個	46
オレンジ	1 個	92
グレープフルーツ	1 個	152
キウイフルーツ	1 個	53
いちご	1 個	7
バナナ	1 本	112
ぶどう	1 房	59
メロン	1 個	294
もも	1 個	60
りんご	1 個	108
牛乳・大豆製品		
鶏卵	1個	76
プロセスチーズ	1切	68
納豆	1P	100
豆乳	200ml	128
牛乳	200ml	134
ヨーグルト	200ml	124

■食品中のコレステロール含有量(例)

食品名	目安量	mg
アンコウ(きも)	1切	112
ウナギ(蒲焼き)	1串	115
スジコ	大さじ１	102
タラコ	1腹	226
イカ(生)	1/2杯	270
タコ	足1本	120
ホタルイカ	5杯	190
バター	大さじ１	25
スポンジケーキ	1切(55g)	94

食品名	目安量	mg
牛(リブロース)	厚1cm	105
(サーロイン)	厚1cm	90
(肝臓)	1切	96
(じん臓)	1切	124
鶏(もも皮なし)	1/2枚	92
(肝臓)	1個	148
鶏卵	1個	231
卵黄	1個	280
マヨネーズ(卵黄型)	大さじ１	21

厚生労働省　五訂日本食品標準成分表

■基礎代謝量（kcal/日）

基礎代謝量とは、何もせずじっとしていても、生命活動を維持するために必要とされるエネルギー量です。

年齢（歳）	男性	女性
30〜49	1,520	1,140
50〜69	1,380	1,100
70以上	1,230	1,030

■身体活動レベル

身体活動レベル	活動の内容	係数
低い（Ⅰ）	1日中座っていて、静かに過ごすことが多い場合	1.50
ふつう（Ⅱ）	座り仕事中心だが、職場内での移動や立ち仕事や接客、あるいは通勤・買い物・家事、軽いスポーツのどれかを含む場合	1.75
高い（Ⅲ）	移動や立ち仕事が多い人。あるいはスポーツなど普段から運動習慣をもっている場合	2.00

■1日の活動に必要なエネルギー量（kcal）

基礎代謝量×身体活動レベルに応じた係数で算定します。

性別	男性			女性		
身体活動レベル	Ⅰ	Ⅱ	Ⅲ	Ⅰ	Ⅱ	Ⅲ
年齢（歳） 30〜49	2,250	2,650	3,050	1,700	2,000	2,300
年齢（歳） 50〜69	2,050	2,400	2,750	1,650	1,950	2,200
年齢（歳） 70以上	1,600	1,850	2,100	1,350	1,550	1,750

■240kcalの食品と運動

体重を1kg減らすのに必要なエネルギー消費量は7,200kcalです。1ヵ月で1kg減量するには、30日間に7,200kcalを消費しなくてはなりません。つまり、1日に7,200（kcal）÷30(日）＝240（kcal）の食事を減らすか、240kcal消費する運動をすればよいということになります。

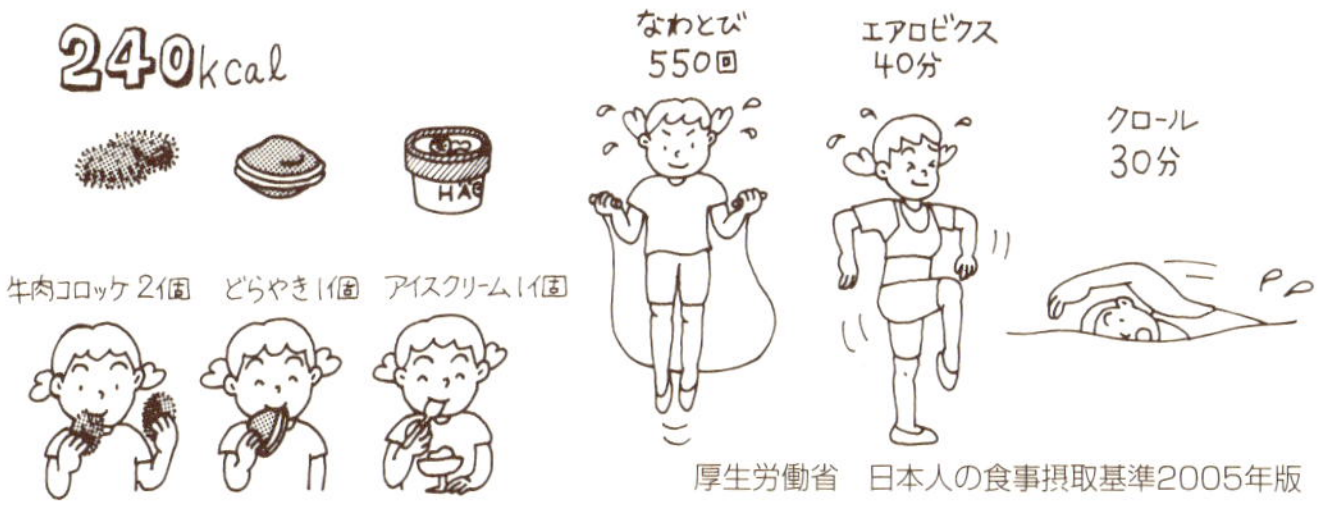
240kcal
牛肉コロッケ 2個
どらやき 1個
アイスクリーム 1個
なわとび
550回
エアロビクス
40分
クロール
30分

厚生労働省　日本人の食事摂取基準2005年版

■カロリー減メニュー例

朝 食

メニュー	分量	kcal
食パン（6枚切）	1枚	158
マーガリン	小さじ1	30
スクランブルエッグ	1個	133
ヨーグルト	カップ1	124
砂糖	大さじ1	35
紅茶（砂糖あり）	小さじ1	19
		499

➡

改善メニュー	分量	kcal
食パン（8枚切）	1枚	119
スライスチーズ	1枚	61
ゆでたまご	1個	83
ヨーグルト	カップ1	124
はちみつ	大さじ1	32
紅茶（砂糖なし）		0
		419

調理に油をつかわない、ゆでる、煮る、蒸す、電子レンジ利用は低カロリーの調理法です。同じ食材でも調理法によってカロリーが変わります。

昼 食

メニュー	分量	kcal
カツ丼	1人前	893

➡

改善メニュー	分量	kcal
鉄火丼	1人前	649

お弁当の場合は、揚げ物を避け、野菜を多く摂れるものを選びます。

例：ハンバーグエビフライ弁当〔1,076kcal〕→ほっけの塩焼き弁当〔515kcal〕
　　スパゲティ・ミートソース〔597kcal〕→山菜そば〔337kcal〕

夕 食

メニュー	分量	kcal
ご飯	茶碗1	252
鶏の照り焼き	1枚	233
キャベツ千切り	40g	6
中濃ソース	大さじ1	24
ポテトサラダ（マヨネーズ和え）	小鉢1	224
コーンポタージュ	カップ1	180
缶ビール	350ml	144
		1,063

➡

改善メニュー	分量	kcal
ご飯	茶碗1	252
鶏のホイル焼き	1枚	176
キャベツ千切り	40g	6
和風ノンオイルドレッシング	大さじ1	8
かぼちゃの煮付け	小鉢1	89
豆腐と三つ葉のみそ汁	お椀1	81
お茶	1杯	0
		614

トンカツソースはノンオイルドレッシングの2倍近くのカロリーがあります。マヨネーズは少量でも高カロリーなので要注意です。もちろん晩酌を控えることは不可欠です。

改善前 ［1日の合計カロリー　2,455］　改善後 ［1日の合計カロリー　1,682］

※一日の摂取カロリーが、基礎代謝量を下回らないように注意しましょう。

厚生労働省　五訂日本食品標準成分表

ぼちぼちチェック

自分の体力年齢や身近な食事のカロリーをチェック

■自分でできる体力年齢チェック

A．椅子の座り立ち(下肢の筋力)

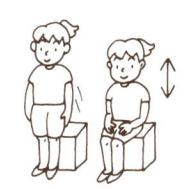

椅子に座った姿勢から、両膝が完全に伸びるまで立ち上がり、すばやく座った姿勢に戻る。これをできるだけ早く10回繰り返す。

年齢別平均値 （秒）

性別	70歳代	60歳代	50歳代	40歳代	30歳代	20歳代
男	13.3	11.8	11.4	10.0	9.8	9.1
女	14.3	12.0	10.3	9.7	10.3	9.0

B．上体起こし（腹部の筋力） （両膝をおさえてもらってよい）

あおむけの姿勢で、両腕を胸の前で組み、両膝を90度に曲げる。この姿勢から、両肘と両腿がつくまで上体を起こす。これを30秒間、できるだけ多く繰り返す。

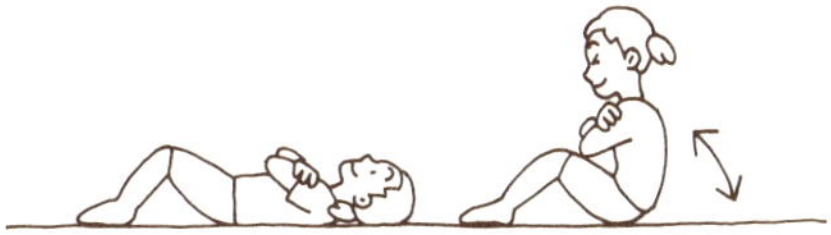

年齢別平均値 （回）

性別	70歳代	60歳代	50歳代	40歳代	30歳代	20歳代
男	10.5	14.7	19.2	22.3	24.3	26.0
女	5.6	8.5	12.0	15.9	17.0	18.4

C．腕立て伏せ（上肢の筋力）

両腕を肩幅に開き両手のひらを床につく。床に垂直にした腕と両足でからだを支え、あごが床に軽く接するまで腕を曲げる。これを2秒に1回のペースで、できるだけ多く繰り返す。

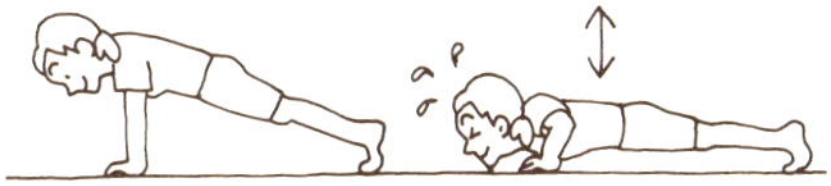

年齢別平均値 （回）

性別	70歳代	60歳代	50歳代	40歳代	30歳代	20歳代
男		17.3	18.3	19.3	20.9	28.4
女		4.7	5.1	5.4	5.8	6.6

厚生労働省　健康づくりのための運動指針2006

44	不整脈を調べる検査は？	134
45	心筋の虚血を調べる検査は？	135
46	心臓の動きと血流の状態がわかる手軽な検査は？	136
47	直接冠状動脈の状態を調べる検査は？	137
48	冠状動脈の狭窄を簡単に調べる最新の検査法は？	137
49	高血圧や心臓病の薬の主な目的は？	145
50	薬は何のために飲む?	149
51	ワーファリンの効果を減らすものは?	150
52	カルシウム拮抗薬と絶対一緒にとってはいけないものは？	151
53	血圧の高い人が避けるべき生活上の状況は？	170
54	糖尿病の大きなリスクファクターは？	171
55	糖尿病の人が注意すべき生命にかかわることは?	178
56	痛風結石の人が、心がけるとよいことは？	184
57	魚介類に含まれていて、脳梗塞、心不全、心筋梗塞の予防に役立つ成分は?	186
58	鯖、あじ、サンマが血液中に増やし、内臓肥満の抑制と動脈硬化の予防に役立つホルモンは？	187
59	ウーロン茶などをよく飲むと増える物質は?	190
60	血管の老化を予防するポリフェノールに富んだアルコールは?	191

解答

44 心電図
45 心筋シンチグラフィー
46 超音波心エコー図検査
47 心臓カテーテル検査
48 冠動脈ＣＴ（マルチスライスＣＴ）
49 血管を広げるなどして血圧を下げ、血液をかたまらせないようにする
50 症状の治療と、より深刻な状態の予防のため
51 納豆、クロレラなどビタミンＫを含む食品
52 グレープフルーツ。血圧が下がりすぎる
53 温度変化、熱い風呂の湯、風邪、心理ストレス
54 肥満
55 低血糖
56 意識的に大量の水（2リットル以上）を飲む
57 EPAとDHA
58 アディポネクチン
59 アディポネクチン
60 赤ワイン

28	心臓の筋肉に血液を送っている血管は？	99
29	「虚血」って？	101
30	動くと胸が痛むか重苦しく、10分程度でおさまる。あご、左肩、左腕など胸以外が痛むとき疑われるのは?	101 102
31	心筋梗塞から移行する慢性的な症状は？	107
32	寝ているより座ったほうが呼吸が楽、首の静脈が膨れている、足がむくむ、夜に咳、動くと息切れなどがある時疑われるのは？	111
33	脈が1分間に120回以上打つ時を何という?	114
34	頻脈の原因となる心臓のヒステリー現象は？	117
35	心房細動の治療で予防できる病気は?	118
36	心臓と脳の間にある首の動脈は？	119
37	首の動脈を調べて発見できるのは？	120
38	脳卒中（脳血管障害）を大きく分けると?	123
39	脳梗塞になったときに行われるのは?	124
40	脳卒中の主要なリスクファクターとなるのは？	127
41	箸を落とす、片方のスリッパがよく脱げる、歩いている時急に倒れるなどは、何の前触れと考えられる？	129
42	脳出血の主な原因は?	129
43	認知症の原因のひとつとなる脳の病気は?	131

解答

28 冠状動脈
29 血管が狭くなって血液が十分に心筋等の組織に送られず、不足する状態
30 狭心症
31 心不全
32 心不全
33 頻脈
34 心房細動
35 脳梗塞
36 頸動脈
37 全身の動脈硬化の強さ、心臓の冠状動脈の硬化
38 脳の血管がつまる「脳梗塞」と、血管が破れる「脳出血」がある
39 血栓溶解療法
40 高血圧と糖尿病
41 一過性脳虚血発作(TIA)と呼ばれ、脳梗塞の前触れとされる
42 高血圧
43 脳梗塞

13	内臓脂肪型肥満と皮下脂肪型肥満。心筋梗塞や脳梗塞のリスクファクターはどっち?	49
14	内臓脂肪型肥満だと低下するホルモンは?	50
15	たばこと心臓病の関係は?	57
16	たばこ1日ひと箱で、心臓病の発症リスクは何倍?	57
17	吸わない人に、たばこの害はない?	60
18	1日に飲んでも健康に害のないアルコール量は?	61
19	肥満度(BMI)の計算方法は?	64
20	BMIの標準は?	64
21	高血圧のリスクのある肥満度は?	64
22	メタボリックシンドロームの基準のひとつとなる腹囲は?	68
23	メタボリックシンドローム治療と予防の二大ポイントは?	71
24	ビール1缶、発泡酒1缶、日本酒1合。一番カロリーの高いのは?	80
25	運動によって減るのは次のどれ?	85
	(a)内臓脂肪、(b) 血糖値、(c)血圧、(d)血中脂質、(e)尿酸値	86
26	肥満解消に効果的な運動量は?	86
27	1日1万歩でどれだけのカロリーを消費できる?	90

解答

13 内臓脂肪型肥満
14 アディポネクチン
15 たばこを吸い続けると動脈硬化になりやすく、狭心症や心筋梗塞の発症率は吸わない人の2.5倍
16 約2倍
17 ある。受動喫煙により、心筋の血流量は落ちる。
18 ビール大瓶1本、日本酒1合、ウイスキーシングル2杯、焼酎(35度)3倍濃度で2杯、ワイン2杯
19 体重(kg)÷身長(m)÷身長(m)
20 BMI22
21 BMI25以上
22 へそまわりで計り、男85cm以上、女90cm以上
23 食生活を見直して摂取カロリーを減らし、適度な運動でカロリーを消費する。
24 高い順に、日本酒1合(190kcal)、発泡酒1缶(160kcal)、ビール1缶(140kcal)
25 全部
26 1回30分以上、週3回
27 約300kcal

ぼちぼちクイズ

生活習慣病とリスクファクターの知識を楽しく習得

		参照頁
1	ある病気に対する「かかりやすさ」「誘因」は?	14
2	血圧の正常範囲は?	22
3	普段はそうでもないのに、病院では血圧が高くなるのは?	24
4	病院ではなんでもないのに夜間から早朝にかけて血圧が上がるのは?	25
5	高血圧にならない数値はそれぞれいくつ? (a)高齢者 、(b)若年・中年者、(c)糖尿病または腎臓病のある人	31
6	高脂血症にならない正常値はそれぞれいくつ? (a)総コレステロール、(b)中性脂肪、(c)HDL	33
7	糖尿病にならない正常値はそれぞれいくつ? (a)血糖値、(b)HbA_{1c}	34 35
8	肝臓病にならない正常値はそれぞれいくつ? (a)GOT、(b) GPT、(c) γ-GTP、(d)総蛋白、(e)アルブミン	36 37
9	腎臓病にならないのは? (a)クレアチニン、(b)尿糖、(c)尿蛋白	38
10	痛風にならない尿酸値は?	39
11	動脈硬化にならない若い血管は何によってきまる?	41
12	日本高血圧学会が推奨している1日の摂取食塩量の上限は?	46

解答

1 リスクファクター
2 上130未満、下85未満(mmHg)
3 白衣高血圧
4 仮面高血圧
5 (a)上140未満、下90未満 (b)上130未満、下85未満(c)上130未満、下80未満 (mmHg)
6 (a) 220未満(b) 150未満(c)男40〜70、女45〜78(mg/dl)
7 (a) 空腹時110、食後150(mg/dl)、(b) 4.3〜5.8(%)
8 (a)40以下(b)35以下(c)60未満(IU/l)(d)6.5〜8.2(e)4.1〜5.1(g/dl)
9 (a)男1.3未満、女1.2未満(mg/dl)、(b)−、(c)−
10 7mg/dl未満
11 血管の一番内側の層である「内皮」のしなやかさ。内皮状態悪化で動脈硬化に。
12 1日6グラム未満

Dr. 吉川 & Dr. 島田のぼちぼち健康術
——生活習慣病のためのリスクマネジメント

2006 年 9 月 15 日 第 1 刷発行
2006 年 10 月 19 日 第 2 刷発行
著　者……吉川　純一　島田　健永
発行者……斉藤　秀朗
発行所……株式会社　インターメディカル
〒 113 - 0033 東京都文京区本郷 3-19-4
TEL (03)5802 - 5801　FAX (03)5802 - 5806
URL http://www.intermed.co.jp
印刷製本……三報社印刷株式会社
DTP……プラス・ワン
カバーデザイン……ピーアールセンター東京
カバーイラスト……長谷川葉月

Printed in Japan　ISBN4-900828-25-4